改訂

身近な事例で学ぶ

看護倫理

宮脇美保子 著

中央法規

はじめに

　2008年に初版を出版してから10年以上が経過しました。お蔭様で皆様のご支援をいただき、平成から令和へと読み継がれ、2020（令和2）年の今年、改訂版を出版する運びとなりました。この間、わが国においては、少子・超高齢・多死社会が進み、2007年には65歳以上の人口の割合が21％を超え超高齢社会に突入、2017年には65歳以上の人口は27.7％となりました。それに伴い、医療を提供する場や患者の価値観の多様化、AI（Artificial Intelligence）の進化など、医療を取り巻く環境も大きく変化してきています。

　こうしたなかで、医療現場においては専門分化、機械化、効率化が進み、診療報酬に直接反映されない人間的なかかわりやケアは軽視されがちになり、医療機器を上手に操作することや、作業を効率的に進めることに価値がおかれる傾向はますます強くなってきているように思われます。

　一方で、前述したように少子・超高齢・多死社会が進むわが国では、この間、人生の最終段階をどのように迎えるかについての議論が進んできました。すなわち、その人らしい人生の最終段階を送るとはどういうことかに考えをめぐらし、個人の尊厳を守り、その人の意思を最大限尊重した選択をするために、医療・介護職者を中心とした多職種による支援システムの構築が求められるようになってきたのです。

　こうした時代の推移の中にあって、本書では、主に日常診療で看護師が抱える倫理的問題について検討していきたいと思います。なぜならば、看護師や看護学生が迷い、悩み、葛藤する場面というのは圧倒的に日常診療の中にあるからです。

　皆さんも実際に「あるべき」医療や看護師として「かく（斯く）ありたい」という看護の理想の姿と現実の間にギャップを感じたことはありませんか。例えば、患者の尊厳が傷つけられている、プライバシーが侵害されている、医療

者の都合が優先されているといった場面で「何かおかしい」「これでいいのか」と感じたことはありませんか。そんな時、皆さんは、自分の感情とどのように向き合ってきたでしょうか。本書では、医療の現場で「何かおかしい」「これでいいのか」と感じた時にどのように対処すればよいのかということについて一緒に考えていきたいと思います。

2020年1月

宮脇美保子

改訂 身近な事例で学ぶ看護倫理

|目 次|

第1章 よりよい看護実践とは何か

I 変化する医療環境と高まる倫理への関心　　32

II 医療の中に人間性を取り戻す　　53

第2章 変化する社会における倫理

第3章 こんな場面でどうする〜いかに振る舞うべきか〜

Ⅱ 日常診療における倫理的問題   121

第4章 患者に寄り添う看護

序　章

専門職であるとは倫理的であるということ

I 専門職と倫理

1 法と倫理

　皆さんは、なぜこの本を手にして倫理について学ぼうとしているのでしょうか。「倫理は難しくて本当は読みたくないけど仕方なく……」と思っている人も少なくないかもしれません。では、「あなたは、自分が大切にされていると感じ、安全で安心できる人間関係が築ける社会と、尊厳を傷つけられ、自由がなく不公平な人間関係で成り立つ社会があったとしたら、どちらの社会で暮らしたいと思いますか」と問われたとしたらどうでしょうか。ほとんどの人が前者の社会で暮らすことを望むのではないでしょうか。倫理は、あなたが望む社会に近づくために必要なモラル（人として守るべき道）なのです。

　まずは、倫理について理解する上で、道徳や法との共通点と相違点について検討してみましょう。

1 道徳・法・倫理

　法（law）の土台となっているのは道徳（moral）であり、両者は密接な関係にあります。皆さんは、成長する過程で「時間を守る」「困っている人には手を差し伸べる」などは善い行いであり、「嘘をつく」「カンニングする」「暴力を振るう」「盗む」などは悪い行いであるという基準で判断することを、家庭、学校、地域等の中で教えられ、身につけてきたことと思います。道徳は、個人の内面における善悪の基準であり、人として生きていくために守るべき行い（ルール）、あるいは従うべき道といえます。また、道徳は、人としての根源的な価値観として共有され、その社会、文化の中で人々に支持されているもので

すが、時代や地域によって変化することもあります。個人的な善悪に関する内的規範にもとづいて「あの人は善い人だから仲良くしたい」とか「あの人は信用できないからつきあいたくない」といったように、判断したり評価したりする際の基準となるのが道徳です。

　一方、法は、社会の秩序を保つために外的強制力をもっています。この点が道徳と異なる点ですが、法が遵守されるためには、社会規範としてその国や社会に支持される必要があります。もし、法が道徳からかけ離れ、人々の理解が得られないものであるとしたらそれは悪法となり、安全が脅かされ、不信感を生み、不幸をもたらすことになるでしょう。それほどに、外的強制力がある法は国民の幸福と安寧に深くかかわることになります。

　このように、法と道徳は密接な関係にありますが、道徳が人間の内的な規律であるのに対して、法は、人間の行為や態度を外的に規律するという違いがあります。

　次に、倫理（ethics）について考えてみましょう。倫理は、道徳とほぼ同義（倫理≒道徳）ですが、「倫」には仲間という意味が、「理」には道理、道筋、理といった意味があります。したがって、倫理は、ある特定の集団や職業の人々に求められる理に適った秩序としての行為の基準であり、正しく行為するための規範ということができるでしょう。

　倫理には、それぞれの職業や集団に属する人が「どうあるべきか」を定めた守るべき道といえます。例えば、医療者には医療倫理、政治家には政治倫理、教育者には教育倫理、企業家には企業倫理、情報技術にかかわる専門家や情報機器を利用するユーザーには情報倫理などがあるように、看護職者の守るべき道は看護倫理ということになります（**図1**）。

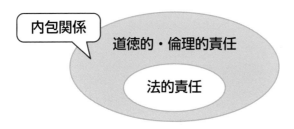

道徳：個人規範
倫理：特定の集団や職業における善悪の規範
法律：外的強制力を伴う社会規範

図1 道徳・法・倫理の関係

2 看護師と法的責任

　専門性の高い職業には、それに見合った能力が求められるため、国は法律を制定し、国家試験によって認定しています。看護職も保健師、助産師、看護師の国家試験を受けて免許を取得する必要があります。

①保健師助産師看護師法

　看護職者の業務は、1948（昭和23）年に制定された「保健婦助産婦看護婦法」によって規定されていますが、その目的は、「保健師、助産師及び看護師の資質を向上し、もって医療及び公衆衛生の普及向上を図ること」（第1条）としています。看護職者については下記のように規定されていますが、各職種が業務を行うためにはそれぞれ国家試験に合格し、厚生労働大臣の免許を受ける必要があります。また、2006（平成18）年の改正により、保健師、助産師になるには、看護師国家試験の合格が必須となりました。

> **保健師**：厚生労働大臣の免許を受けて、保健師の名称を用いて、保健指導に従事することを業とする者をいう。（第2条）

> **助産師**：厚生労働大臣の免許を受けて、助産又は妊婦、じよく婦若しくは
> 新生児の保健指導を行うことを業とする女子をいう。(第3条)
> **看護師**：厚生労働大臣の免許を受けて、傷病者若しくはじよく婦に対す
> る療養上の世話又は診療の補助を行うことを業とする者をいう。
> (第5条)

　看護師の業務である「療養上の世話」とは、患者の症状等の観察、環境整備、食事、清潔、排泄行動にかかわるケアならびに生活指導などです。「療養上の世話」は、看護師本来の業務であり、看護師による主体的な判断で行われます。一方、「診療の補助」業務は本来的には医師が行うべき医行為の一部(相対的医行為)を「医師の指示に基づく」という条件を付した上で、比較的軽微な身体的侵襲を伴う医療行為にかかわる補助業務であり、採血、静脈注射、点滴、医療機器の操作、処置などがあります。

　医師法では、第17条で「医師でなければ、医業をなしてはならない」と規定し、医師ではない者の医行為を禁止しています。診断、処方、手術といった医行為は、高度の医学的知識や技術、経験を有する医師が行うものでなければ、「健康危害」を生じるリスクがあるため、医師の具体的指示があったとしても看護師が行うと違法になります。

　しかし、医行為の中にも、医師でなければ行えない「絶対的医行為」と、看護師が補助できる「相対的医行為」があります。また最近では、看護師ができる医行為を拡大する方向にあり、保健師助産師看護師法も一部改正されています。すなわち、従来の看護師業務では、医師の指示を必要とする「危険行為」に関して第37条で規定されていましたが、2014（平成26）年の改正（法律第83号）では、特定行為について「特定行為を手順書により行う看護師は、指定研修機関において、当該特定行為の特定行為区分に係る特定行為研修を受けなければならない」（第37条の2）と規定しています。

②業務独占・名称独占

　看護師・助産師の業務は、2006（平成18）年の改正において、それまでの業務独占に加えて、名称独占となり、業務独占を侵すあるいは名称を用いた行為は、処罰の対象となりました。こうした法改正は、看護師の専門職性を高める上で評価に値するといえるでしょう。業務独占については、看護師あるいは助産師でない者は、それぞれ第5条、第3条に規定する業務を行ってはならないことが規定されています。このことは業務を独占することにより、保健衛生上の危害が生じることを防止することを意図しています。

　一方、名称独占には、専門性と免許にもとづく業務を識別することが可能となることで、社会的信頼を確保する機能があり、保健師、助産師、看護師すべてに該当します。

　このように、医療を取り巻く環境の変化により、看護の専門職性は高まってきましたが、それは言葉を換えていうならば、専門性に見合う法的責任を引き受けることにほかならないといえるでしょう。

> **看護師、助産師の業務独占**：保健師助産師看護師法で規定する看護師、助産師の免許を有している者だけが独占的に業務を行うことができる。
>
> **看護師、助産師、保健師の名称独占**：保健師助産師看護師法で規定する看護師、助産師、保健師の免許を有している者だけが、各名称を用いることができる。

Column　なぜ、免許をもたない学生が実習できるのか

　保健師助産師看護師法第31条1項では「看護師でない者は、第5条に規定する業をしてはならない」と規定されています。では、免許をもたない看護学生が臨地実習で一定の看護行為を行うことができるのはなぜでしょうか。

看護師が独占的に業務を行えるのは、国民に害を与えることなく、健康を守ることができる高い専門的知識と技術を有しているからと考えられますが、そのためには、知識と技術だけでなく現場における経験学習が不可欠です。

　2003年に厚生労働省が発表した、「看護基礎教育における技術教育のあり方に関する検討会報告書」によれば、「看護師等の資格を有しない学生の看護行為も、その目的・手段・方法が、社会的通年から見て相当であり、看護師等が行う看護行為と同程度の安全性が確保される範囲内であれば、違法性はないと解することができると」としています。基礎教育における授業で、学生は、講義、演習を終えて臨地実習を経験しますが、安全かつ安心できる看護を患者に提供するため学習レディネス（準備状態）に応じて、基礎看護学実習から領域別実習へと進んでいくよう計画されています。また、実習開始にあたっては、患者や家族に対して実習に関する説明を行い、患者を受け持つ場合は同意を得るとともに、看護行為の実施にあたっては、教員や看護師など、適切な指導者の下で行う必要があります。

　患者や家族の理解と協力なくしては成立しないのが、実習という授業の特徴です。

③注意義務

　看護師には、医療行為を行うにあたり、専門職として最善の注意義務が課せられています。すなわち、看護師が最善の注意義務を払っていれば危害が発

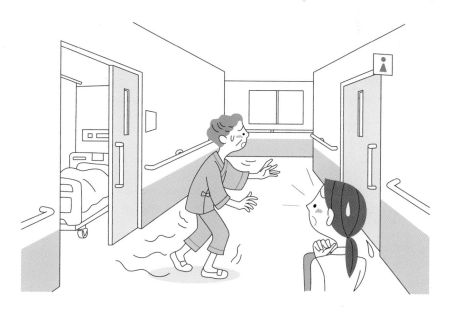

生する可能性を予見でき、回避するための行動が可能であったにもかかわらず、それを怠った場合、刑法あるいは民法上の責任を負うことになります。

例えば、服用している薬剤の副作用でふらつきを自覚しているとは限らない患者がいて、実際に歩行すれば転倒の危険性がある（予見可能性）ことを、免許を有する普通の看護師であれば予見できたとします。にもかかわらず、必要な対応をとることなく、患者を一人で歩行させ転倒による危害が生じた場合、看護師は「結果回避義務違反」が問われることになります。

一方、危害をもたらすことの予見が困難な場合であれば、回避するための対応をとることも難しいことになるため、看護師の過失は問えないことになります。

④法的責任

看護師は、人の生命、身体に害を及ぼす危険性のある業務に携わるため、より高度な注意義務が課されることになり、法に違反した場合は、以下に示す民事責任、刑事責任、行政責任を問われることになります。

- **民事責任**：医療行為によって被害を受けた人に対し、金銭的な補償をすること。損害賠償責任：不法行為責任（民法709条）、債務不履行責任（民法415条）
- **刑事責任**：業務上の過失によって、患者の生命や身体に害を及ぼした場合、罪に問われることになる。業務上過失致死傷罪（刑法211条第1項）
- **行政責任**：免許をもつ者が免許取り消し、業務停止、戒告処分を受けること。

看護師の医療事故の多くは、薬剤に関するもの、転倒・転落などに関するものです。しかし、細心の注意を払っていたとしても、「To err is human（人は過つもの）」[*1]といわれるように、人間の行うことに100％完璧ということは、ありません。

看護学生は免許をもたないまま実習をしますが、注意を怠った（過失）場合、責任を問われることもあります。したがって、実習の目的と内容を理解した上で、患者の安全に対する最大の注意が求められます。その意味では、免許を有している看護師ほど高度ではないものの、看護学の専門教育を受けた上で、患者にかかわっている立場にあるため、看護学生は一般の人よりも高度の注意義務があるといえます。

2 看護専門職の倫理と責任

1 人としての尊厳を守りぬく

　看護師は、免許があれば保健師助産師看護師法で規定されている「療養上の世話」と「診療の補助」業務を行うことができますが、法を遵守していれば「よい看護」を実践しているといえるでしょうか。よりよい社会においては、法が遵守されるだけで「よし」とはされず、あるべき理想に向かう倫理が必要とされます。その根底に流れているものが「人としての尊厳」ですが、具体的な例で考えてみましょう。

　難聴傾向のある横浜さん（70歳代・女性）は発熱で発汗したため、パジャマを着替える必要がありました。ここで、横浜さんに対する看護師Aと看護師Bの2人のかかわり方（療養上の世話）についてみてみましょう。

①看護師Aの場合

　Aさんは横浜さんのベッドサイドに行くと、すぐに「汗でパジャマが汚れていますので着替えましょう」と早口で言いながら患者用のロッカーを開け、新しいパジャマを取り出しました。そして横浜さんの反応を確認することもなく、黙って自分のペースで更衣介助を行いました。

②看護師Bの場合

　Bさんは横浜さんのベッドサイドに行くと、耳元で「看護師Bです。横浜さん、熱が下がってよかったですね。（触れながら）汗をかいていますからパジャマを着替えたほうがよいと思いますが、いかがですか」とゆっくり話しかけました。すると、横浜さんから「ちょうど着替えたいと思っていたところですが、一人ではまだ動けなくて」という反応がありました。Bさんは、横浜さんの同意が得られたため、「新しいパジャマをロッカーから出したいのですが、開けさせていただいてよろしいですか」と確認をしました。横浜さんが「どうぞ、

お願いします」と答えたため、ロッカーを開けると洗濯されたパジャマが3組ありました。横浜さんにパジャマを見せながら「3組ありますよ。白とグレーと花柄ですが、今日はどのパジャマを着たい気分ですか？」と声をかけると、横浜さんは「えっ？　私が決めていいんですか？　それなら、今日は花柄のパジャマでお願いします」と嬉しそうに答えました。Bさんは、笑顔で「わかりました。それでは花柄のパジャマにしましょう」と言って、更衣を手伝いました。横浜さんは「ありがとう。私の気持ちを大事にしてくれて」とお礼を言いました。

　もし、あなたが横浜さんの立場だったら看護師Aと看護師Bのどちらに更衣を介助してもらいたいと思うでしょうか。業務としては、どちらも「療養上の世話」である更衣介助を実施しており、効率性だけを考えると看護師Aのほうが看護師Bよりもよいといえるでしょう。しかし、横浜さんは、看護師Aのかかわりは、自分が「モノ」のように扱われたようで情けなく、惨めな思いをしていたかもしれません。このように、横浜さんが経験した情けない惨めな思いは、他者である看護師Aのかかわりによって引き起こされた感情であり、人として大切に扱われていない、尊厳の問題といえます。

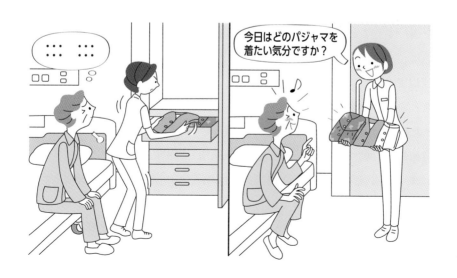

一方、看護師Bは、横浜さんに①難聴である（個別性）ことから、近づいてゆっくり話しかけ、②更衣というケアの目的を説明した上で、横浜さんの意思を確認し（インフォームド・コンセント）、③ロッカーを開けることについての許可（プライバシーへの配慮）を得た上で、④3組あったパジャマを見せて、横浜さんが自分でパジャマを選べるように尋ねています。

　このように、看護師Bは、横浜さんの更衣を作業としてではなく、人としての尊厳を守るかかわりをしています。看護師Bが実践し、看護師Aに不足していたもの、それこそが倫理的実践です。このように、倫理は看護実践に内在しているものです。

2　看護専門職の倫理綱領

　19世紀の半ばにナイチンゲールが職業としての看護を確立して以来、現在まで、看護は専門職化の道を進んできました。では、皆さんが専門職と聞いてすぐに思い浮かぶ職業は何でしょうか。西洋では、伝統的に医師・法律家・聖職者が三大専門職とされてきました。これらの専門職は、高等教育を受け、高度な知識と技術を有し、職務は社会的に有用（公共性）であり、自律して職務を遂行することができる職業として社会から認知されています。さらに、専門職は、資格制度、職能団体をもち、社会のニーズと信頼に応えうるための倫理規定をもっています。このように、専門職には、専門職性・自律性・公共性といった特性があります。

　また専門職団体は、どの団体も専門職としての社会的責任、理想とする理念や道徳的な行動規範を成文化した「倫理綱領」を策定し、社会に向けて公表しています。看護職も、職能団体である国際看護師協会と日本看護協会が倫理綱領を公表し、専門職としての自らの倫理的行動を規定しています。そもそも、看護実践そのものに倫理が内在していますが、そのことを意識し、よりよい看護実践に向けて最善を尽くすところに、専門職としての誇りをもつこと

ができるといえるでしょう。言い換えれば、専門職である看護師は倫理的行動がとれる看護師であるということです。

①国際看護師協会：「ICN看護師の倫理綱領」[1]

　看護職の倫理綱領は1953年に初めて国際看護師協会（International Council of Nurses：ICN）によって採択されました。その後、社会の変化、人々のニーズに応えるべく何度か改訂が行われてきましたが、現在用いられているのは2012年版です。「ICN看護師の倫理綱領（The ICN Code of Ethics for Nurses）」には、前文と4つの基本領域における倫理的行動の基準が示されています。

　前文には、看護の本質として人権の尊重が謳われていますが、その最初に「文化的権利」が挙がっています。

　4つの基本領域には、「1. 看護師と人々」「2. 看護師と実践」「3. 看護師と看護専門職」「4. 看護師と協働者」があります。この中で、「1. 看護師と人々」の最初に記されているのが「看護師の専門職としての第一義的な責任は、看護を必要とする人々に対して存在する」という文言です。これは、一見当然のことのように思われますが、看護師は、長い歴史の中で、医師や組織に従属してきたためか、患者第一主義を貫くという意識が低く、そうした情熱をもっていたとしても行動に移すだけの能力や社会的地位に関して多くの課題がありました。今、改めて、看護師は医師や組織ではなく「看護を必要とする人々」に対して第一義的責任を負うことを明言したことは注目に値するといえるでしょう。

ICN看護師の倫理綱領（2012版）

前文

　看護師には4つの基本的責任がある。すなわち、健康を増進し、疾病を予防し、健康を回復し、苦痛を緩和することである。看護のニーズはあらゆる人々に普遍的である。

看護には、文化的権利、生存と選択の権利、尊厳を保つ権利、そして敬意の
こもった対応を受ける権利などの人権を尊重することが、その本質として備わっ
ている。看護ケアは、年齢、皮膚の色、信条、文化、障害や疾病、ジェンダー、
性的指向、国籍、政治、人種、社会的地位を尊重するものであり、これらを理
由に制約されるものではない。

　看護師は、個人、家族、地域社会にヘルスサービスを提供し、自己が提供す
るサービスと関連グループが提供するサービスの調整をはかる。

倫理綱領の基本領域

1. 看護師と人々

・看護師の専門職としての第一義的な責任は、看護を必要とする人々に対して
　存在する。

・看護師は、看護を提供するに際し、個人、家族および地域社会の人権、価値
　観、習慣および信仰が尊重されるような環境の実現を促す。

・看護師は、個人がケアや治療に同意する上で、正確で十分な情報を、最適な
　時期に、文化に適した方法で確実に得られるようにする。

・看護師は、個人情報を守秘し、これを共有する場合には適切な判断に基づい
　て行う。

・看護師は、一般社会の人々、とくに弱い立場にある人々の健康上のニーズお
　よび社会的ニーズを満たすための行動を起こし、支援する責任を社会と分か
　ち合う。

・看護師は、資源配分および保健医療、社会的・経済的サービスへのアクセス
　において、公平性と社会正義を擁護する。

・看護師は、尊敬の念をもって人々に応え、思いやりや信頼性、高潔さを示し、
　専門職としての価値を自ら体現する。

2. 看護師と実践

・看護師は、看護実践および、継続的学習による能力の維持に関して、個人として責任と責務を有する。

・看護師は、自己の健康を維持し、ケアを提供する能力が損なわれないようにする。

・看護師は、責任を引き受け、または他へ委譲する場合、自己および相手の能力を正しく判断する。

・看護師はいかなるときも、看護専門職の信望を高めて社会の信頼を得るように、個人としての品行を常に高く維持する。

・看護師は、ケアを提供する際に、テクノロジーと科学の進歩が人々の安全、尊厳および権利を脅かすことなく、これらと共存することを保証する。

・看護師は、倫理的行動と率直な対話の促進につながる実践文化を育み、守る。

3. 看護師と看護専門職

・看護師は、看護実践、看護管理、看護研究および看護教育の望ましい基準を設定し実施することに主要な役割を果たす。

・看護師は、エビデンスに基づく看護の実践を支援するよう、研究に基づく知識の構築に努める。

・看護師は、専門職の価値の中核を発展させ維持することに、積極的に取り組む。

・看護師は、その専門職組織を通じて活動することにより、看護の領域で、働きやすい労働環境をつくり出し、安全で正当な社会的経済的な労働条件を維持する。

・看護師は、自然環境が健康に及ぼす影響を認識し、実践において自然環境の保護と維持を図る。

・看護師は、倫理的な組織環境に貢献し、非倫理的な実践や状況に対して異議を唱える。

4. 看護師と協働者
・看護師は、看護および他分野の協働者と協力的で相互を尊重する関係を維持する。
・看護師は、個人、家族および地域社会の健康が協働者あるいは他の者によって危険にさらされているときは、それらの人々や地域社会を安全に保護するために適切な対応を図る。
・看護師は、協働者がより倫理的な行動をとることができるように支援し、適切な対応を図る。

（日本看護協会：ICN看護師の倫理綱領
https://www.nurse.or.jp/home/publication/pdf/rinri/icncodejapanese.pdf（accessed 2019-11-26））

②日本看護協会：「看護職の倫理綱領」

　日本看護協会（Japanese Nursing Association：JNA）は、1988年に「看護師の倫理規定」を策定しました。その後、患者の権利やインフォームド・コンセントの概念が輸入される等、人々の価値観の多様化とともに医療のニーズも大きく変化しました。医療現場でも、高い倫理性が求められるようになりました。こうした社会の変化を背景に、2003年には「看護者の倫理綱領」が公表され、18年後の2021年には、条文の見直し及び16条を追加した改訂「看護職の倫理綱領」が公表されました。本綱領は、前文と16の本文（条文と解説）で成っています。人権について「人々の生きる権利、尊厳を保持される権利、敬意のこもった看護を受ける権利、平等な看護を受ける権利などの人権を尊重することが求められる」と明記しています。条文の1～6条には、看護提供に際して守るべき価値・義務、7～11条では、看護職が責任を果たす上で求められる努力が、12～15条では、個人の徳と組織的取組み、16条は、自然災害におけ

る看護職の行動指針について述べられています[2]。

看護職の倫理綱領

前文

　人々は、人間としての尊厳を保持し、健康で幸福であることを願っている。看護は、このような人間の普遍的なニーズに応え、人々の生涯にわたり健康な生活の実現に貢献することを使命としている。

　看護は、あらゆる年代の個人、家族、集団、地域社会を対象としている。さらに健康の保持増進、疾病の予防、健康の回復、苦痛の緩和を行い、生涯を通して最期まで、その人らしく人生を全うできるようその人のもつ力に働きかけながら支援することを目的としている。

　看護職は、免許によって看護を実践する権限を与えられた者である。看護の実践にあたっては、人々の生きる権利、尊厳を保持される権利、敬意のこもった看護を受ける権利、平等な看護を受ける権利などの人権を尊重することが求められる。同時に、専門職としての誇りと自覚をもって看護を実践する。

　日本看護協会の『看護職の倫理綱領』は、あらゆる場で実践を行う看護職を対象とした行動指針であり、自己の実践を振り返る際の基盤を提供するものである。また、看護の実践について専門職として引き受ける責任の範囲を、社会に対して明示するものである。

本文（条文のみ）

1. 看護職は、人間の生命、人間としての尊厳及び権利を尊重する。

2. 看護職は、対象となる人々に平等に看護を提供する。

3. 看護職は、対象となる人々との間に信頼関係を築き、その信頼関係に基づいて看護を提供する。

4. 看護職は、人々の権利を尊重し、人々が自らの意向や価値観にそった選択ができるよう支援する。

5. 看護職は、対象となる人々の秘密を保持し、取得した個人情報は適正に取り扱う。

6. 看護職は、対象となる人々に不利益や危害が生じているときは、人々を保護し安全を確保する。

7. 看護職は、自己の責任と能力を的確に認識し、実施した看護について個人としての責任をもつ。

8. 看護職は、常に、個人の責任として継続学習による能力の開発・維持・向上に努める。

9. 看護職は、多職種で協働し、よりよい保健・医療・福祉を実現する。

10. 看護職は、より質の高い看護を行うために、自らの職務に関する行動基準を設定し、それに基づき行動する。

11. 看護職は、研究や実践を通して、専門的知識・技術の創造と開発に努め、看護学の発展に寄与する。

12. 看護職は、より質の高い看護を行うため、看護職自身のウェルビーイングの向上に努める。

13. 看護職は、常に品位を保持し、看護職に対する社会の人々の信頼を高めるよう務める。

14. 看護職は、人々の生命と健康をまもるため、さまざまな問題について、社会正義の考え方をもって社会と責任を共有する。

15. 看護職は、専門職組織に所属し、看護の質を高めるための活動に参画し、よりよい社会づくりに貢献する。

16. 看護職は、様々な災害支援の担い手と協働し、災害によって影響を受けたすべての人々の生命、健康、生活をまもることに最善を尽くす。

（日本看護協会『看護職の倫理綱領』(2021)
https://www.nurse.or.jp/home/publication/pdf/rinri/code_of_ethics.pdf (accessed 2021-11-19))
注)本倫理綱領は、前文と本文で構成されており、本文の各条文には解説がついているがここでは割愛している。

倫理綱領は看護実践のための行動指針であり、道徳的理想が掲げられています。看護を実践する中で悩んだり困ったりした時に、立ち止まって条文を読んでみると、進むべき方向性が見えてくるのではないでしょうか。

　「看護職の倫理綱領」は、看護学を学び、看護職に就くための準備をしている看護学生にとっても役に立ちます。特に、条文1〜6は、学生が倫理的問題について検討していく上で助けになるでしょう。しかし、条文を知っているだけで倫理的行動ができるわけではありません。なぜなら、倫理綱領は臨床で遭遇する個別の倫理的問題に対して、どのような行動をすべきかといった具体的な対応策を教えてくれるものではないからです。あくまでも、倫理綱領を指針として、自分で考えて判断し倫理的に行動することが重要です。「何かおかしい」と思ったら、立ち止まって倫理的に考えてみましょう。

3　看護師は、誰に対して責任を負うのか

　「ICN看護師の倫理綱領」の中で、看護師は、看護を必要とする人々に対して第一義的に責任を負うことが明記されていることは意義深いことですが、その責任を果たすことは容易なことではありません。専門職として認められるためには、自律的な職務遂行が求められます。看護師は、医師や組織の指示に従うことを余儀なくされてきた長い歴史がありましたが、ようやく看護を必要とする人々に対して責任を負うことを明記し、社会に公表する時代になったのです。ゆえに、看護師一人ひとりが、"誰のために""何のために"存在しているのかを問い直し、看護を必要としている人々に対して責任を引き受けていく覚悟をもつことが求められています。専門職であるということは、その能力や地位に見合う責任を引き受けていくことであるといえるでしょう。

4 倫理的感受性

　看護を生業とするには免許が必要ですが、その主たる業務は、保健師助産師看護師法の第5条に規定されている「療養上の世話」と「診療の補助」です。しかし、この法律の条文には「よい看護とは何か」については何も述べられていません。看護師は、法的責任だけでなく最善を尽くすという倫理的責任を負っているのです。では、倫理的責任を果たすということは、具体的には何を意味するのでしょうか。看護師が倫理的実践を行うためには、看護師として、一人の人間として、「善いこと」「正しいこと」を選択し、実行することです。そのために必要なのは、倫理的感受性を高めることです。医療者の倫理的感受性について、白浜は「日常の臨床の現場で生じている倫理的な問題を認識し、分析し、対応していく能力」[3]としています。

　例えば、医師と患者の家族だけで話し合って患者の治療方針を決定している状況に遭遇した場合、看護師はどのような感情をもつでしょうか。看護師Cは、「治療を受けるのは患者自身なのだから、どの治療を選択するかは自分で決めたいのではないか」と思い、「何かおかしい」「これでいいのか」「モヤモヤする」といった感情をもちました。一方、看護師Dは、「医師と家族が話し合ったのだから、それでよいのでは？」と思い、看護師Cのように「おかしい」と考えることはありませんでした。看護師Eは、「患者にきちんと説明したほうがいいと思うけど、それを医師に言うと波風が立って面倒だから」とおかしいことに気づきながらも見て見ぬふりをしていました。

　このように、同じ看護師免許をもっていても、ある状況に対して個々異なる反応をすることは日常的に起こっています。そこには、看護師としての職業倫理、個人的な価値観や信念、職場風土など、さまざまなことが影響していると考えられます。

　この例の場合、看護師Dと看護師Eは、倫理的感受性が低く、看護師として倫理的責任を果たすための行動をとることは難しいでしょう。一方、看護

師Cの場合は、「おかしい」「モヤモヤする」気持ちが何であるかを、倫理原則や倫理綱領に照らして考え、倫理的問題を明確化することができるでしょう。しかし、医療はチームで行っていますので、多くの倫理的問題を自分だけで解決することは難しいのが現状です。ゆえに、「ICN看護師の倫理綱領」で明示されているように、看護師は、「看護を必要とする人々のために存在している」ことを認識し、価値観が異なる他者との対話を重ね、患者が最善の選択をできるよう行動することが求められます。しかしそのプロセスは決して容易ではないため、看護師には患者の権利を「守りたい」というよりも「守り抜く」という強い意志が求められているのです。

5 看護基礎教育と倫理

　倫理的感受性は、看護師になれば高くなるわけではありません。そもそも一人の人間として、他者に関心をもち、道徳的な振る舞いができなければ、専門職として倫理的な看護を実践することは難しいといえます。

　したがって、看護基礎教育では、自身の価値観、感情、嗜好などを認識した上で、職業として守るべき倫理とは何かを理解し、学内における講義、演習をふまえて、実践の場で行なわれる実習という授業をとおして価値を内面化していくことが求められます。学生は看護者の職業倫理について、基礎教育の修業期間をとおして学んでいきますが、特定の科目を履修したからといって身につくものではありません。3年あるいは4年間の臨地実習で経験した「おかしい」「モヤモヤ」したことについて、倫理の理論や原則といった倫理的知識を用いて話し合うことが重要です。カンファレンスなどを活用して、積極的に自身の考えや感情を言語化し、話し合いを深めることで、倫理的感受性は高めることができます。

　あるべき医療の姿と現実とのギャップを「おかしい」と感じることができるのは、学生の強みともいえます。人間は、同じ場所で同じことを繰り返して

いると、おかしなことにも違和感を覚えなくなる傾向があります。しかし、学習目的で看護を提供し、実習を行う学生の場合、一般市民に近い感覚をもっているため、素直に「おかしい」と感じることができるのです。

☕ ホッとコーナー　看護にいかすサービスの心

◎「お客様が言葉にされない願望やニーズをも先読みしておこたえする」
　最高水準のホテルサービスを提供するといわれている「ザ・リッツ・カールトン・ホテル」の従業員が携帯している「クレド」（ホテルの信条を書いたカード）にある言葉の1つです。

◎「ほんの些細な理由で、ある店には一生通い、ある店には一生行かない」
　「『お客様のために考える』から『お客様として考える』へ」
　「『人を幸せにすることが楽しい』ということがサービス精神」
　　　　（中谷彰宏『サービスの達人―リピーターを増やす具体的な方法―』より）

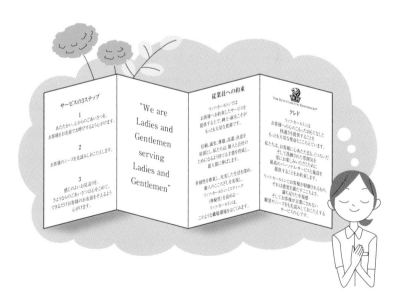

II 看護実践に内在している倫理

1 看護学と医学の相違と相補

1 看護学を学ぶ前と学んだ後

　皆さんは、どのような動機で看護の道を選びましたか。自分や家族の医療体験をとおして、あるいは家族や親戚に看護師がいたことで関心をもった、医療ドラマやドキュメンタリー番組を見て興味をもった、国家資格があれば経済的自立ができるから、といった答えが返ってくることが多いように思います。

　では、看護師に対してはどのようなイメージをもっていましたか。「白衣の天使」という人も少なくないかもしれません。これは、戦争で負傷した兵士を献身的に看護したナイチンゲールのイメージからきているのでしょうか。ちなみにナイチンゲールは、「天使とは、花をまきちらしながら歩く者ではなく、人を健康へと導くために、人が忌み嫌う仕事を、感謝されることなくやりこなす者である」[4]という名言を残しています。人は、つらい時、痛みに耐えている時、孤独な時に、自分に関心を示し、親身にケアをしてくれる看護師は天使に見えるのもしれません。一方、依然として看護師は「医師の助手」といったイメージを完全に拭い去ることはできていません。"仕事は見えるようにしか理解されていない"といいますが、一般の人からみれば、看護師は今も、医師の手伝いをしている専門性のない職業のようにしか見えていないということなのかもしれません。そうであるならば、皆さんは看護学を学び、それを看護実践に創造的かつ想像的に適用し、専門職性の「見える化」に向けて努力する必要があります。看護学を学ぶ前は、医師のように医療処置ができる看護師が優れていると思っていたかもしれません。しかし、看護学を学んだ

後では、たとえ高度な医学的知識を看護師がもっていたとしても、それが質の高い看護を提供することを保証するわけではないことに気づくでしょう。看護学は質の高い看護実践を提供することに寄与する学問です。言葉を換えていうならば、社会が求める質の高い看護に応えるための知識を開発し、学ぶことです。

　1992年に「看護師等人材確保法」が制定されて以降、社会のニーズに応えるべく看護師養成の4年制化が急速に進みました。1990年代の初頭には11校だった大学が、2021年5月現在、290校（日本看護系大学協議会）まで増加しました。では、基礎教育が4年制化する意義はどこにあるのでしょうか。

2　看護の独自性

　看護学校や看護大学に入学してまず皆さんが驚くのは、入学前に考えていた以上に看護が「看護学」として確立していることではないでしょうか。例えば、ナイチンゲールが主張したように、看護学は医学と異なる知識体系をもつ独自の学問であるということです。医学は患者がもつ疾患に焦点を当て、それを治療すること、つまり疾患と向き合うことに主たる目的をおいており、医師はまず患者に対して「自分に何ができるか」を考える傾向があります。これは、人間は部分の集合体であり、疾患はその部分の故障であると捉え、その原因（検査・診断）から修理（治療）を行うという考え方―機械論的な見方―にもとづくものです。

　一方、看護学は、人間を部分の総和以上のものと捉え、部分をいかに多く集めても1つの全体とはならないという全体論的な見方をします。この違いが疾患（部分）に注目する医学と病を経験している患者の経験に焦点を当てる看護学の相違といえるでしょう。ゆえに、看護師が関心を寄せるのは生活者としての「まるごと」の人間です。また、看護師は、病を経験として捉え、まず「患者が自分自身でできることは何か、どの程度できるか」を見極め、その人らしさ

や元来もっているその人の強みを尊重した上で、自立に向けた援助をします。

　また、医学も看護学も人間の健康増進、疾病の予防、健康の回復、苦痛の緩和にかかわりますが、人間観や健康観などには相違があります。しかし、それを対立関係ではなく相補関係として捉えることで、それぞれの職業の独自性や専門性を理解し、尊重することができるでしょう。

　このように、入学前に外から眺めて理解していた看護学と入学後に学んだ看護学とのギャップは想像以上に大きく、専門職としての看護師像が修正されていったのではないでしょうか。重要なことは、専門職を目指す者として、看護師は「誰のために、何のために」存在するのかということを自分自身に常に問い続けることです。

2　専門職であるとは倫理的であるということ

1　看護実践に内在している倫理

　西洋社会において伝統的専門職といわれているのは、前述したように、医師・法律家・聖職者です。これらの専門職は、社会の中で、生活する上で脆弱な状態にある人々を専門的知識と技術をもって助けることを職務としており、公共性の高い職業です。例えば、医師は人々の健康を守り、疾患を治療し、法律家は、人と人との争いごとを解決し、聖職者は人々に安らぎや癒しをもたらすことを目指しています。このように、専門職は自身が獲得した高度で専門的な知識と技術とともに、高い倫理観をもって、社会の人々にとって必要不可欠なサービスを提供しています。すなわち、専門職は、長期にわたる高度かつ専門的な教育と訓練により、知識と技術を身につけるとともに、社会から求められている職業的価値を内在化することで重要な地位を占めています。皆さんも、看護技術を学んでいると思いますが、すべての看護行為に

は倫理が内在しています。すなわち、専門職としてよい看護実践を行うということは倫理的であるということです。少し、例を挙げて意識化してみましょう。

　医師や看護師が行う患者への注射や吸引などは、免許を有していなければ行うことのできない医療行為であり、職務遂行にあたってはそれに見合う法的・倫理的責任が伴います。また、排泄や清潔などにかかわる生活援助技術において、患者に衣服を脱いでもらう、身体に触れるといった看護行為には高い倫理観が必要です。医療・看護行為の一つひとつが倫理的でなければ「よい看護」とはいえず、「患者の利益を最大に」することはできないのです。例えば、無菌操作を行うのは患者に害（感染）を与えないため、行為の前に患者の顔を見て説明し同意を得るのは、相手の尊厳を守り、意思を尊重するため、おむつ交換の際にカーテンを閉めるのは、プライバシーを確保するためです。このように、行為の一つひとつに倫理的配慮が求められているのです。したがって、看護行為は、①物品を準備する、②患者に説明する……といった手順として覚えるものではなく、その行為は「誰のために」「何のために」「どのように」行うことが最善なのかという意識をもつことが重要です。そうすることで、患者の個別性に対応できる柔軟性も養われるでしょう。

2　看護師に求められる三重の関心

　ナイチンゲールは、「病人の看護と健康を守る看護」の中で次のように述べています[5]。「看護師は、病人を看護師のために存在しているとみなしてはならない。看護師が病人のために存在すると考えなければならない」。また、看護師は、適切な看護（nursing proper）を実践するために、自分の仕事に対して
　①知的関心（intellectual interest）
　②心のこもった人間的関心（hearty interest）
　③技術的・実践的関心（technical, practical interest）

という三重の関心(threefold interest)をもつことの重要性を述べています。

①の知的関心は、患者の健康状態に対して理性的(科学的)な関心をもつことであり(「知」)、②は人間的な関心をもって、その人に心のこもった関心をよせること(「心」)、③は個別性に応じた技術的(実践的)な関心をもつこと(「技」)で、看護師はこの知・心・技の三重の関心をもたなければならないと説いているのです。「技」では技術的・実践的な関心をもって、生命力の消耗を最小にし、もてる力を最大限に発揮できるよう働きかけることが必要です。

また、ナイチンゲールは、『看護覚え書』の中で、看護師という仕事について、「自分自身はけっして感じたことのない他人の感情のただなかへ自己を投入する能力を、これほど必要とする仕事は他に存在しないのである」⁶⁾と述べています。他者を理解することは容易なことではありませんが、相手の世界に自己を投入し、内側から理解する想像力を高める努力が求められます。

このように看護は、全体的存在である生活者に働きかける仕事であり、三重の関心をバランスよく養うことが重要です。何が「本当の看護」なのかを意識的に考えて行動することのできる看護師だけが、看護実践をよりよいものに変えることができるのだと思います。

文　献

1)日本看護協会：ICN 看護師の倫理綱領
  https://www.nurse.or.jp/home/publication/pdf/rinri/icncodejapanese.pdf
  (accessed 2019-11-26)
2)日本看護協会：看護職の倫理綱領
  https://www.nurse.or.jp/home/publication/pdf/rinri/code_of_ethics.pdf
  (accessed 2021-11-19)
3)白浜雅司：医療職を目指す学生の倫理的感受性をいかに育てるか；医学生への臨床倫理教育の経験から、看護教育、41(4)：260-266、2000年
4)エドワード・T・クック著、中村妙子他訳：ナイチンゲール：その生涯と思想 第2巻、時空出版、1993年、p.376
5)ナイチンゲールF著、薄井担子他訳：看護小論集：健康とは病気とは看護とは、現代社、2003年、pp.42-43
6)ナイチンゲールF著、湯槙ます他訳：看護覚え書；看護であること 看護でないこと 第7版、現代社、2011年

【ホッとコーナー】
中谷彰宏：サービスの達人：リピーターを増やす具体的な方法、東洋経済新報社、2003年

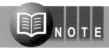

*1 To err is human

　医療者が行う検査、処置、手術、与薬等の医療行為には常にリスクが伴っており、そのリスクをいかに最小にするように管理するかが問われています。1999年12月、米国医学研究機構(Institute of Medicine of the National Academy of Sciences)の医療の質に関する委員会(Committee on Quality of Health Care in America)は、『TO ERR IS HUMAN：BUILDING A SAFER HEALTH SYSTEM』という報告書を出しました。本報告書は「人は過つもの」「エラーを犯さない人間はいない」などと訳されています。「To err is human, to forgive divine（人間は過ちを犯すもの、神も許してくださる）」という表現があり、この前半部分が使われているといわれています。本報告書では、現在の米国は、医療事故により患者が死亡する割合は、交通事故やエイズよりも大きな割合を占めるという厳しい現状を認識しています。したがって医療安全管理における基本理念は、より安全な医療システムの構築であり、安全な文化を地道に育んでいく必要があります。

「かく（斯く）ありたい」

　NHKの大河ドラマ「独眼竜正宗」（1987年放送）の中に「梵天丸もかくありたい」という名台詞がありました。その場面は、梵天丸（伊達正宗の幼名）が乳母とあるお寺に参詣した際のことです。不動明王を見た梵天丸が乳母に「仏さまが、なぜこのような恐ろしい顔をしておるのだ」と尋ねると、突然後ろから声がして「恐ろしい顔をしておられるのは悪を懲らしめるためじゃ。不動明王は優しい仏様じゃ。そと見と異なり内には計り知れない慈悲の心をもっておられる。とくと御覧じろ！」とその寺の和尚が教えました。すると梵天丸は、まじまじと不動明王を見上げて「梵天丸も、かくありたい」とつぶやき、不動明王に手を合わせました。このように、「かくありたい」自分という理想や目標をもつことは大切ではないでしょうか。

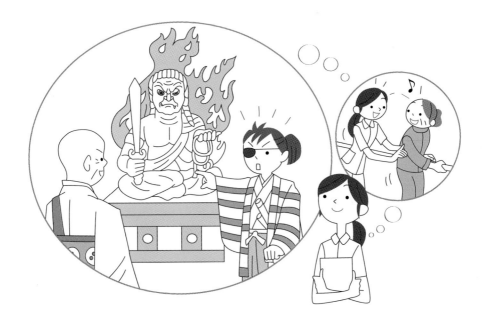

第 1 章

よりよい看護実践とは何か

I

変化する医療環境と高まる
倫理への関心

II

医療の中に人間性を取り戻す

I 変化する医療環境と高まる倫理への関心

1 他者に理解されることへの渇望

　科学技術、人工知能（AI）*1の進歩に伴い、医療の高度化、機械化が進んでいます。こうした変化は、患者の救命や延命という意味では大きな恩恵をもたらし、業務の効率性を高めるという便益を感じる人がいる一方で、医療に「人間性の喪失」ともいえる影を感じている人もいます。とくに、医療を受ける側の患者や家族は、現在の診療や看護のあり方に「おかしい」「これでいいのか」といった疑問や不安を抱いている人は少なくありません。

1 データとして扱われる患者

　医療、看護は人と人との関係性の中で展開されるものですが、現在では、その間に存在しているコンピュータが良くも悪くも大きな意味をもっています。今や、患者は電子カルテの中のデータとして扱われるようになりました。患者は、医師や看護師がベッドに横たわっている生身の自分ではなく、電子カルテの中にある自分のデータと向き合っていることに違和感をもち、人間としてかかわってくれることを望んでいます。

　ある患者は、次のようなエピソードを語ってくれました。

　20歳の小菅君は、内科受診のため、同じ病院の外来を3回受診しました。毎回担当する医師が異なっていましたが、1回目と2回目の担当医は、ずっと電子カルテの画面を見ながら話しており、小菅君と視線を合わせることがありませんでした。小菅君は、「患者は僕なのに、目の前にいる

のに……」と顔を見て話してもらえないことで情けない気持ちになりました。次も同じような対応をされるものと覚悟して行くと、3回目の医師は、小菅君の顔を見て「こんにちは、症状はよくなってきましたか?」と声をかけ、「はい、だいぶ楽になりました」と答えると「それはよかったですね」と笑顔を向けてくれました。小菅君は、前回までの受診では寂しい情けない思いをしていましたが、3回目の受診で、一人の人間として扱われているという気持ちになり、心が温かくなりました。

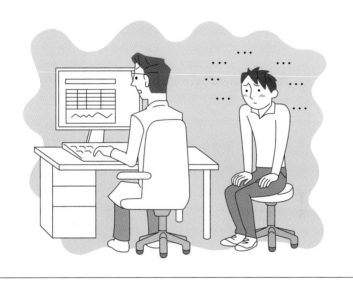

　このように、医師が患者の顔を見て話すことが、患者の心を癒すことに大きな意味をもつことを認識する必要があります。また、電子カルテの中の画像や検査値といった客観的データのみに関心を示すのではなく、患者に触れることが重要なのです。患者と話をすると診療時間が長くなるという医師がいますが、最初に自分の話をしっかりと聴いてもらった患者は、必要以上に診療時間を長びかせることはほとんどないのです。

　また、医師は患者の話を聴かなくなったことに加えて、身体に触れなくなったともいわれています。最近では看護師にも同様の指摘がされています。例

えば、次のようなエピソードがあります。

> 星野さん(60歳代・女性)は、看護師がベッドサイドに来ても、電子カルテの画面を見ながら挨拶をするので気になっていました。昨夜から背中が痛かったので、「ちょっと、背中が痛いんです」と言いましたが、看護師は近づいて背中に触れて確認することもなく「わかりました。カルテに書いておきます」と答えてそのまま部屋を出ていってしまいました。星野さんは見放されたような気持ちになり、「あの看護師は患者の何を看ているのか、痛いところを確認もしないで」と、怒りの感情をもちました。

患者を観察することもなく、触れて確認もしないのであれば、どこに看護師としての専門性があるのでしょうか。ある患者は、「君たちの免許は何のためにあるんだ。言われたことをカルテに書いて、質問したことを医師に伝えるだけなら免許はいらないだろう。それだけしかできないのなら、せめて優しい笑顔でも患者に向けてくれ」と看護師に言いました。

"仕事は、外から見えるようにしか理解されていない"といわれますが、こうした状況が続けば看護師という職業が専門職として認知されることは難しいでしょう。

2　聴くこと・触れることの力

患者は、医療者が自分の話を聴いてくれる、自分に触れてくれることを求めており、これらは患者を理解する上で最良の方法ですから、ベッドサイドでは、コンピュータを介さずに向き合うことです。

看護師は、しばしば患者の話を「聴く時間がない」と言いますが、患者は話したいことをもって病院を訪れるのであり、生活者として大切に思っていること、気にかかっていることを理解してほしいと願っています。また、「痛い」「つらい」と言った時は、そばに来て、手をとってほしいと思っています。病

気で苦しんだり、痛みを感じたりしているのは、コンピュータの中のデータではなく、一人の生身の人間であり、それはほかならぬ患者そのものなのです。そうした患者を理解し、疾患はもとより心理的ニーズに応答することが求められます。看護師は、患者の感情経験に注目し、聴くこと・触れること・笑顔を向けることで相手を幸せな気持ちにすることが可能なのです。こうした、聴くこと・触れること・笑顔を向けることは、看護師にその意思があれば可能であると考えます。AI技術は進歩していますが、相手の世界を想像し、その思いに寄り添うことができるのは、現在のところ人間だけです。にもかかわらず、人間である看護師や医師がAIと同じようなかかわりしかできないとすれば、それはもはや専門職とはよべないでしょう。

3 患者の荷物を半分肩代わりする

患者は病気によって、苦痛や苦悩という重い荷物を背負っています。そうした患者の荷物（苦痛や苦悩）の中には、病気が治らないこと、経済的な不安、仕事や家族への気遣い、自分のことを心配してくれる人がいないことなどが挙げられます。なかでも、人は自分を心配してくれる人がいない、あるいは必要としてくれる人がいないという荷物（孤独や疎外感）は非常に重く感じるのではないでしょうか。このような荷物を抱えている状態では、患者自身がもつ回復力や強みを引き出すことは難しいでしょう。

ナイチンゲールは患者が抱えている荷物の半分を肩代わりすることが看護の役割だと説いています。治らない病気も少なくありませんし、入院等に伴う金銭問題、経済的な不安についても解決が困難なことがあります。しかし、看護師があきらめなければ、一人の人間として患者に関心をもって愛情を注ぎ、環境を整えることに最善を尽くすことはできます。そうすることで、看護師は半分とまではいかないまでも、患者の荷物の1つくらいは引き受けることができるのではないでしょうか。少なくとも、肩代わりしようとする看護

師の意思は伝わるでしょう。

　もともと病気そのものに幸福・不幸といった価値はありません。そこにどのような価値をおくかは患者自身ですが、価値判断に大きな影響を及ぼすのが周囲の人々の反応や評価です。患者は、周囲から弱い人、駄目な人、社会で役に立たない人といったようなネガティブなフィードバックを受け取ると自尊心が低下し、病気である自分を"不幸"と位置づけてしまうことになるでしょう。しかし病気になっても人間として尊重されることで、自分は幸福だと感じることもできるはずです。米国の医師で、映画「パッチ・アダムス　トゥルー・ストーリー」のモデルにもなったパッチ・アダムス（Patch　Adams）、本名ハンター・キャンベル・アダムス（Hunter　Campbell　Adams、1945年〜　）は、"Health is based on happiness" と言っています。「健康であるかどうかは"幸せ"であるかどうかで決まる。病気があろうとなかろうと、誰もが"幸せ"になることができる」ということです。

　こうした映画の機運もあってか1990年代後半から、改めて現代医療における医療者の倫理が問われるようになり、他者への関心と配慮を示すケアリングが注目されるようになりました。

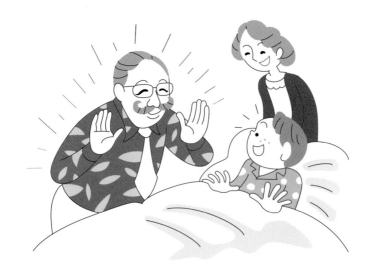

前述したパッチ・アダムスは、「病気と闘う場での一番の敵は無関心である」と訴えています。しかし近年の医療の現場で、倫理やケアリングへの関心が高まっているということは、裏を返せばそれだけそれらが希薄な状況にあるということへの危機感がある証左といえるでしょう。

よりよい看護を実践するためには、医療の進歩には関係なく、いや進歩すればするほど看護の本質を見失うことのないようにすることが重要です。

☕ ホッと コーナー　患者を理解するということ

◎「だれからも必要とされず、だれからも愛されていないという心の貧しさ。心の貧しさこそ、一切れのパンの飢えよりも、もっともっと貧しいことだと思います」

（沖守弘『マザー・テレサ－あふれる愛－』より）

◎「人のやさしさ、それは僕が病気になって一番感じたことです」

（井村和清『飛鳥へ、そしてまだ見ぬ子へ』より）

◎「人間は、身も心も傷つきやすい存在である。病めばなおさらだ。病むということは思わぬディスコミュニケーションの森に迷い込む混乱の道行である」

（増田れい子『看護―ベッドサイドの光景－』より）

2　医療者の説得から患者が納得する医療へ

1　医療における主役の交代；医師から患者へ

歴史的にみたわが国の医療は、検査や治療に関する方針などについて、患者は自分の身体に関することであるにもかかわらず、そうした意思決定を医師に任せる「お任せ医療」という形で長い間行われてきました。医師の姿勢には

「患者のために」という立場で治療に専念する、いわゆるパターナリズム（paternalism）がありました。パターナリズムとは、父親的温情主義、父権的干渉主義といわれるもので、医師が患者の意向を確認することなく、あるいは意思を推し量って、患者のために意思決定をすることです。パターナリズムは、家庭内で父親が子どもを保護したり支配したりする関係を医療の世界に持ち込んだもので、患者は医師に対して、子どもの役割を演じることが期待されることになります。しかも、患者は医学的な専門的知識がないため、医師が代わって「患者のために」意思決定するという医師－患者関係が一般的でした。

　しかし、1980年代後半、米国からインフォームド・コンセントの概念が輸入されると、徐々に医療現場でこの概念が普及し、2000年以降は一般的な概念として定着しています。

①人体実験の反省に伴う「ニュルンベルク綱領」

　現在、人間の尊厳を尊重する上で自己決定は重要な概念となっていますが、これを歴史的にみた場合、第二次世界大戦中の非人道的人体実験に対する反省といえる「ニュルンベルク綱領」に、のちの倫理指針の原型をみることができます。

　戦後、ナチスの戦争犯罪を裁いたニュルンベルク国際軍事裁判において、非人道的な人体実験を行った多くのナチスの医師らが裁かれ、人を対象とした人体実験研究に関する世界初の倫理規範として、1947年、国際的なガイドラインといえる「ニュルンベルク綱領」が作成されました。本綱領は、10項目から構成され、その第1項では、「実験内容の十分な理解にもとづく被験者の自発的な同意が必須であること」が、第9項では「実験を中断させる自由が被験者にあること」が謳われており、直接インフォームド・コンセントという用語は用いられていないものの、その原型をなしているといえます。

②世界医師会と「ヘルシンキ宣言」

　世界医師会（World Medical Association：WMA）は、現在では113カ国の

医師会が加盟し、医の倫理についても協議していますが、設立は1947年、27カ国の医師がパリで開催した第1回総会が契機となっています。WMAの目的は、医学教育・医学・医術および医の倫理における国際的水準をできるだけ高め、また世界のすべての人々を対象にしたヘルスケアの実現に努めながら人類に奉仕することです。

　1964年にヘルシンキで開催された第18回WMA総会では、医学研究者が自らを律することを目的として「ヒトを対象とする生物医学的研究に携わる医師のための勧告」が採択されました。これが「ヘルシンキ宣言」とよばれるもので、正式名称は「WMAヘルシンキ宣言－ヒトを対象とする医学研究の倫理諸原則」といいます。本宣言の基本理念は、ニュルンベルク綱領を踏襲しており、一般原則8において、「医学研究の主目的は新しい知識を獲得することであるが、この目的の達成が個々の研究対象者の権利と利益よりも優先されることは決してあってはならない」と謳っています。しかし、本宣言は国際法的な法的拘束力をもっていません。WMA総会は、4年に1回開催され、医療を取り巻く環境の変化とともに、現在に至るまで適宜修正が行われています。1975年に東京で開催された第29回WMA総会では、手続きとしての倫理審査が取り入れられ、最近では2013年に第64回WMAフォルタレザ総会（ブラジル）で修正されています。

③タスキギー事件と「ベルモント・レポート」

　人を対象とした非人道的人体実験研究は、WMAによるヘルシンキ宣言公表後も行われていました。その代表的な事件といえるのがタスキギー梅毒実験です。本件は、米国アラバマ州タスキギーにおいて1932〜1972年まで40年という長きにわたり、米国政府の補助を受けて行われた人体実験研究でした。貧困で教育レベルが高くない399人のアフリカ系アメリカ人の梅毒罹患患者に対して、正確な疾患名を伝えないまま無料治療という美名のもと、実は治療など施さず自然経過を観察し、彼らを人体実験の道具にしたのです。1947年にはペニシリンが標準治療として確立されたにもかかわらず、彼らには提供され

ず、死後の解剖のデータ収集のために、葬儀給付とひきかえに病理解剖を受けることを義務づけました。

しかし、この非人道的な人体実験は、1972年にスクープされ国民の知るところとなり、全米で大きな問題となりました。この事件をきっかけに、米国では医学研究倫理が連邦議会に持ち込まれることとなり、1974年に「国家研究法」が成立しました。本法律のもとで設置された委員会で、臨床研究に関する倫理基準が検討され1979年に通称「ベルモント・レポート(The Belmont Report)」(生物医学・行動研究における被験者保護のための国家委員会による「研究における被験者保護のための倫理原則とガイドライン(Ethical principle and guidelines for the protection of human subjects of biomedical and behavioral research)」)が発表されました。生物医学・行動研究における人を対象とした本ガイドラインの倫理規範は、

・人格の尊重(respect for persons)：インフォームド・コンセント
・善行(恩恵・与益)(beneficence)：リスク・ベネフィットの評価
・正義(justice)：被験者の公正な選定

表1 ベルモント・レポートの3原則とその適用

3原則	適用
人格の尊重 (respect for persons)	・インフォームド・コンセント：自発性にもとづく研究参加の有無を決定できることを保証する ・守秘義務：研究参加者のプライバシー、個人情報を保護する ・社会的貢献よりも研究参加者の利益を優先する
善行(恩恵・与益) (beneficence)	・予想される研究による利益が不利益(リスク)を上回る場合のみ研究は承認され、不利益が大きい場合は研究中止となる ・最善の研究方法を選択する
正義 (justice)	・研究参加者は校正、平等にリクルートする ・社会的に脆弱に人々(乳幼児、妊婦、意識障害者など)を対象とする場合は、通常以上の配慮を要する ・研究における利益と負担が公平、平等になるように配慮する

(笹栗俊之翻訳：ベルモントレポート
http://www.med.kyushu-u.ac.jp/recnet_fukuoka/houki-rinri/pdf/belmont.pdf. (accessed 2020-02-03)を参考に著者が作成)

の3原則とその適用に凝縮されています（**表1**）[1]。それまでの諸ガイドラインが多項目で煩雑であった欠点をカバーしたこの「ベルモント・レポート」は、その後のさまざまな倫理指針を策定する上での土台となっています。

④日常診療におけるインフォームド・コンセント

　臨床研究における人格の尊重は、日常診療においても適用されるようになりました。その背景にはいくつかの医療過誤裁判がありました。なかでも、1957年の「サルゴ（Salgo）判決」[*2]では、インフォームド・コンセント（Informed Consent：IC）という用語が誕生しました。ICは、患者が医師から十分な説明を受けて、ある程度のリスクがあることを理解した上で判断し、受けたい医療を自分の意思で選択し同意することによって、医師は、その医療を合法的に行うことができるという法理です。

　また、IC法理の定着に影響を及ぼす裁判が続くなか、1960年代後半頃より、医療を市民の手に取り戻す「患者の権利」運動が高まりました。すなわち、医師が独占していた医療における検査・治療に関する最終的な意思決定を市民自らが行うという権利を主張しました。

　こうした変化する社会のニーズに伴い、医療に対する患者の向き合い方は、それまでの「お任せ医療」から「参加する医療」へとシフトしていきました。1973年には米国病院協会が「患者の権利章典」を作成して全米の病院に配布し、世界医師会も、1981年に「患者の権利に関するリスボン宣言」を発表しました。

2 医療倫理の4原則

　1979年に公表されたベルモント・レポートの3原則である「人格の尊重」「善行（恩恵・与益）」「正義」は、日常診療の場において、「自律尊重」「善行（恩恵・与益）」「無危害」「正義」の4原則として適用されるようになり（**表2**）、医療現場で生じる倫理的問題を解決するための指針として用いられています。その原則は、道徳的規準や判断の基礎となる基本的な行動基準といえます。

表2 医療倫理の4原則

原 則	内 容
自律尊重 respect for autonomy	インフォームド・コンセントをとおして、患者の意思決定を尊重することで患者の尊厳を守る
善行(恩恵・与益) beneficence	患者にとっての最善を尽くす
無危害 non-maleficence	患者に危害を及ぼすことを避け、危害のリスクを最小にする
正 義 justice	医療を受けるすべての人々に平等かつ公正な医療を提供する

①自律尊重の原則

　自律尊重の原則における重要な概念がインフォーム・ドコンセントであり、主語は医師ではなく、患者であるところに重要な意味があります。すなわち、患者が診断・治療にかかわる説明を医師から受け、その内容を理解した上で、生活者として自律的な決定を行うことです。患者の適切な意思決定を支援するため、医師や看護師は真実を語り、患者が自分にとって最善の選択ができるように必要な情報を与え、プライバシーを尊重し、個人情報を守ることが重要です。

②善行(恩恵・与益)の原則

　善行(恩恵・与益)の原則は、医療者にとっての利益ではなく、あくまで患者にとって最大の利益をもたらすことが重要です。同じ疾患について選択可能な治療法が複数ある場合、身体的侵襲や心理的・経済的・時間的な負担が少なく、最大の効果を上げる治療法を患者が選択できるよう説明する必要があります。

③無危害の原則

　一方、無危害の原則は、患者に危害を及ぼすことを避けるだけでなく、危害を与えた時のリスクを最小にすることです。治療のために用いる薬剤の副作用や治療・処置には、少なからず身体的・心理的・経済的苦痛を伴いますが、それを最小にするための努力が求められます。無危害の原則に反するわか

りやすい例として、病気を治すために医療を受けている患者が病院で感染症に罹患する場合がありますが、病院は、患者に害を為してはならないのです。その観点からみれば、電子カルテのみを見て、患者と視線を合わせない、必要以上に待たせるといった行為は、患者の苦痛や苦悩につながることから、無危害の原則に反することになります。

④正義の原則

　正義の原則は、社会的な利益と負担を、公平・平等に配分する原則です。医療を受ける個人は平等に扱われなければならず、不当な差別を生じさせてはなりません。医療資源は公正かつ公平に配分される必要があります。

3　インフォームド・コンセントと意思決定支援

　医療における最終的な意思決定者は患者であり、それが難しい場合は患者の意向を最も理解している家族や重要な他者になります。しかし、医療技術が進歩し、検査や治療に関する選択肢が増えるなかで、人々の価値観は多様化し、情報過多の現在、患者が一人で意思決定をすることは容易ではなくなっているといえるでしょう。そもそも、患者が納得できる意思決定をするためには、患者にも3つの能力が必要です。すなわち、

・医師から説明された内容を理解する能力
・選択肢から自身の価値観や信念、嗜好、人生の計画を考慮した上で評価し、選択する能力
・自身が選択した内容を医療者が理解できるように伝える能力

です。まずは、患者が説明された内容を正確に理解できる必要があり、最善の選択に向けた医療者の意思決定支援が重要となります。

　インフォームド・コンセントという用語は、前述したように米国の法廷の中で生まれましたが、わが国では、1995年に厚生省の諮問機関である「インフォームド・コンセントの在り方に関する検討会」が最終報告書を発表しまし

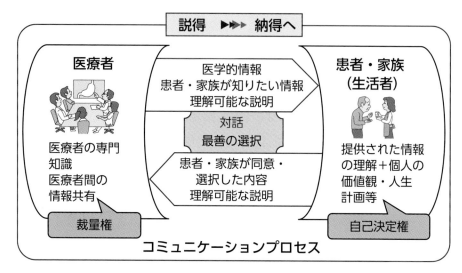

図1 コミュニケーションプロセスとしてのインフォームド・コンセント

（宮脇美保子：事例検討から学ぶ看護実践のための倫理と責任、中央法規出版、2014年、p.50を一部改変）

た[2]。報告書では、画一的な対応を招くおそれを理由にインフォームド・コンセントの法制化を否定し、法的手続きよりも、よりよい医療と生き方を追求する方法としてインフォームド・コンセントを位置づけました。ここで重要となるのが、医療者と患者の率直なコミュニケーションであり、対話です。医療者による患者の説得から、患者の意思決定にもとづく納得する医療を目指す契機となりました（**図1**）[3]。

①もっと丁寧な説明がほしかった

　医療情報サイト、患者・家族のブログなど、情報の量とスピードは以前と比較すると大きく変化しています。しかし、そうした情報は、一人ひとりが意思決定する際の参考にはなったとしても、正解を教えてくれるものではありません。

　個別性のある個人は、患者役割だけでなく、父・母・会社員・学生といったように生活者としての複数の役割とそれぞれの価値観をもっています。したがって、患者には、医師から説明された情報の内容を正確に理解する必要が

あります。なぜなら、患者は、医師から得た情報を自身の価値観や信念、嗜好、人生の計画に照らして意味づけることになり、常に患者役割を優先するというわけではないからです。

　しかし、説明された内容を正確に理解する段階において、患者の多くは「もっと、丁寧な説明がほしかった」と思っています。ここに、「説明した」つもりの医師と「もう少し丁寧に」と願う患者との不十分なメッセージの交換、すなわちコミュニケーションギャップがあり、患者が利益・不利益も含め、十分な説明を受けた上での同意あるいは選択するというインフォームド・コンセントの目的が達成されていないことになります。

　それならば、その場で質問すればよいと思うかもしれませんが、患者は自分の考えや気持ちを整理して医師に質問できるような心理状態にないことも少なくありません。そこで、看護師は、記録できるように紙とペンを渡す、携帯の機能を使って録音すること等を勧めるとよいでしょう。医師の気分を害するのではと心配する患者には、「あなたの身体のことについて話を聞くのですから心配はいりません」と安心できる声かけをしましょう。

②医療者の説得から患者の納得へ

　患者の権利が浸透しつつある現在、医療現場においても患者の自己決定を尊重する傾向はあるものの、医師や看護師は自らが「最善」と考える選択肢を患者に示し、同意が得られることを期待していることは少なくありません。とくに、多忙で時間的余裕がない場合、患者を医療者の論理で説得するような説明になることもあります。しかし、それでは患者がよりよい意思決定を行うことはできません。医療者に説得されて結論づけた場合、そこに患者の主体的な意思は反映されておらず、その結果に納得して満足感を得ることは難しいといえます。

　一方、自分ひとりで選択することに不安を感じ、医師や看護師と話し合いながら協働して意思決定することを望む患者もいれば、医師が自分のことを理解してくれており、信頼関係が築かれていると考えている場合は、医師に

決定を委ねることが最善だとする患者もいます。どのタイプの意思決定方法であれ、要は、患者が自身の意思で納得する決定をすることが重要です。

③自分に合った意思決定をするために

患者が意思決定をする上で重要なことは、選択した結果に納得や満足を得られることです。そのためには、自分に合った意思決定のあり方を検討する必要があります。患者の意思を尊重することは大前提ですが、それは必ずしも患者が一人で意思決定するということではありません。なぜなら、説明を受けて得た医療情報や選択肢が自分の生活や人生にどのような意味をもつか評価することは容易なことではないからです。意思決定するために次に挙げる3つのモデルがあります[4]。

●Paternalism model（父権主義モデル）

父親（医師）が子ども（患者）のために「善かれ」と思い、意思決定するというものです。本モデルは、医療現場における従来の意思決定のタイプで、患者が受ける情報量は少なく、意思決定の中心は医師です。例えば、かかりつけ医のように、患者が医師を生活者として理解してくれている人、日ごろから自分の意向を率直に表出できる人として信頼している場合などは、最善の選択をしてくれる人として意思決定を任せることもあるでしょう。

●Shared decision　model（協働的意思決定モデル）

本モデルは、患者が意思決定する上で必要とする情報を医師が制限することなく提供します。医師は医療分野の専門家として、患者は生活主体者として、双方が対話を通じて協働で意思決定するものです。とくに選択肢が多い場合、患者に相当程度の知識がないと自分にとっての意味を適切に評価することが極めて困難です。こうした場合、患者が医師と対話を重ねながら情報を共有できる意味やその価値を見出すことができれば、納得できる意思決定につながるといえるでしょう。患者の価値観を重視する世の中の情勢と相まって、インフォームド・コンセントを補う新たな方法として協働的意思決定は注目されています。

●Informed decision model（情報を得た意思決定モデル）

医師から説明を受けて、患者が意思決定を行うモデルです。したがって、患者は医師から多くの情報提供を受けるだけでなく、他からも積極的に情報

☕ ホッと コーナー 「選ぶ」ことは「捨てる」こと

　私たちは、日々の生活の中でさまざまな選択をしています。何かを「選ぶ」ということは、それ以外のすべての選択肢を「捨てる」ということにほかなりません。したがって、自分が納得できる選択をすることが重要です。自分の人生、生活にかかわる選択を他者の意向や、捨てるもの（選ばない選択肢）の大きさに気づくことなく決定してしまった場合、後悔や不満が残ってしまうことになります。選ぶということは、そのことに責任をもつということです。

　倫理的選択に、唯一の正解というものはありませんが、よりよい選択をすることは可能です。その際に持ち込まれるのが自分の価値観や感情、経験などですが、それを意識していないと、よりよい選択を行うことが難しくなります。選ぶということは、「どのような自分でいたいのか」という自分選びでもあるのです。

　これまで、何を選び、何を捨ててきたのかを振り返り、これから「どのような自分を選ぶのか」を考えてみるのもよいのではないでしょうか。

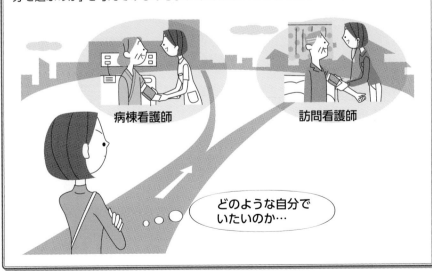

病棟看護師　　　　　訪問看護師

どのような自分で
いたいのか…

を収集し、最終的には自分自身で最善と思える選択を行います。

　最近はインターネットで情報を得るほかに、病院内には、患者の自己学習を支援する図書室が設置されているところも増えています。例えば、患者が生命保険に入っており、そこに医療の専門家のアドバイスが受けられるサービスがある場合などは、提示された複数の選択肢の各々がこれからの自分の生活・人生にとってどのような意味をもつかを検討することができます。こうしたサービスは、専門性の高い医療情報を自分に引き寄せて理解するという意味では、今後さらに充実していく必要があります。

　意思決定の方法に、これが唯一の正解というものはありません。患者は、人的・時間的、経済的要素など、自らがおかれた具体的な状況の中で、自分が「納得」できると思える方法を選ぶことが重要です。

④対話による最善の医療

　患者が最善の選択をしたと思えるためには、医療者から説明された内容を正確に理解し、自分で選択した内容を医療者に伝え、それを患者と医療者で共有できることが重要となります。そもそも、医療法(第1条の4第2項)では、「医療を提供するに当たり、適切な説明を行い、医療を受ける者の理解を得られるよう努めなければならない」ことを医療者に求めています。ここで必要なことは、医療者が患者と「対話」を続けることであり、それは、医療者と患者の関係性を途切れることなく継続させる上での有効な手段になるでしょう。

　そのためには、パワーゲームとしての話し合いではなく、医療者と患者が「対等」な関係で発言できる場が不可欠となります。しかし、患者の多くは、丸い回転椅子に座らせられる自分と違って、医師は「医学的知識」をもち、背もたれのある椅子に座っていることなどから、自分に主導権はないと感じている可能性があります。そうした環境では、患者は率直な意見を伝えることもできず、対話を続けることに困難を感じています。同じ情報であっても、医療者と患者ではその価値や意味づけはしばしば異なります。

　「ICN看護師の倫理綱領」基本領域の「2. 看護師と実践」の中で、「看護師は、

倫理的行動と率直な対話の促進につながる実践文化を育み、守る」と記されています。対話の目的は、一方が相手を「説得」するものではなく、互いに「納得」することを目指します。看護師は、対話の促進につながる実践文化、すなわち安全で安心して語ることのできる環境（場をつくる）を育むことに積極的にかかわることが期待されているのです。聴く姿勢をもって、ユーモアを交えてリラックスできる場をつくることは重要です。説明は、誠意をもって丁寧に、相手の反応に関心をもちながらゆっくりわかりやすい言葉を用いると効果的です。

　対話をとおして、自分とは異なる相手の価値観や考え方を知り、理解しようすることで、新たな共有が生まれるといえるでしょう。

3 看護における研究倫理

　看護職者が研究活動を行う上で遵守しなければならないもの、それが研究倫理（research ethics）であり、これも専門職としての倫理です。研究倫理に反する研究を行った場合、その研究成果の有効性は根底から失われます。また、その倫理的責任が問われることとなり、最終的には、研究者としての生命も脅かされることになります。

1 研究倫理とは

　研究倫理は、研究者が研究活動を実施するにあたり、公正な社会性を担保するための社会規範の1つです。研究活動は、適切な方法と手続きにもとづいて行われる必要があり、専門的知識にもとづく科学的合理性と倫理的妥当性が求められます。そうでなければ研究者に対する社会的信頼を得ることができません。科学の進歩と社会への貢献を考えると、人を対象とした研究は避け

て通れないことではありますが、前述した「タスキギー梅毒実験」のように、人を単に研究の手段として扱うことは決して許されるものではありません。研究倫理は、研究参加者の人権を保護するとともに、倫理的配慮を行うことで結果的に研究者を守ることにもなります。非人道的な研究を行わないために、国際的には、ニュルンベルク綱領、ヘルシンキ宣言、ベルモント・レポート（**表1**）などのガイドラインがあります。

　わが国では、2014年「人を対象とする医学系研究に関する倫理指針」（文部科学省・厚生労働省告示）が制定され、2017年に一部改訂が行われました。その後、本指針は、2013年制定の「ヒトゲノム・遺伝子解析研究に関する倫理指針」（文部科学省・厚生労働省・経済産業省告示）と手続きに関する共通点が多いことから統合され、2021年「人を対象とする生命科学・医学系研究に関する倫理指針」（文部科学省・厚生労働省・経済産業省告示）が制定されました。

　看護領域では、ICNは1996年（2007年改訂）に「研究倫理指針」を、日本看護協会は2004年に「看護研究における倫理指針」を公表しています。人を対象とする研究を計画した場合は、研究開始前に「人を対象とする生命科学・医学系研究に関する倫理指針」および看護系の研究倫理指針をもとに、研究計画と研究倫理申請書を作成し、研究倫理審査を受け、「承認」される必要があります。

2　研究倫理における不正

　研究倫理の遵守はますますその重要性を増しています。なぜなら、これまでさまざまな研究倫理指針が公表されてきましたが、研究不正（scientific misconduct）は後を絶ちません（**表3**）。研究不正の主なものには、ねつ造（fabrication）、改ざん（falsification）、盗用（plagiarism）があります。そのほかにも論文著者が適正に記載されない、あるいは著者として要件を満たさない者を著者として記載する不適切なオーサーシップ（authorship）や二重投稿（dual submission）などがあります（**表4**）。

表3 研究不正

ねつ造 (fabrication)	事実と異なる架空の研究データや研究成果などを作り出し、記録または発表する
改ざん (falsification)	研究資料・機器・過程を操作し、研究データや画像など研究成果を真正なものではないものに加工する
盗 用 (plagiarism)	他の研究者のアイデア、分析・解析方法、データ等を当該研究者の承諾を得ることなく、あるいは適切に文献表示することなく流用する

表4 不適切なオーサーシップ

ゲスト・オーサーシップ (guest authorship) ギフト・オーサーシップ (gift authorship)	権威のある研究者、親しい友人など、研究過程にかかわっておらず、論文の内容を知らない者や論文の内容に合意していない者を著者にする
ゴースト・オーサーシップ (ghost authorship)	研究過程に適切に関与し、著者の資格があるにもかかわらず著者になっていない者

　近年、大きく報道された研究不正事件に、2014年のSTAP細胞論文があります。本論文は、英科学誌『Nature』に掲載され、多くの研究者が実験を追試（再現実験）しようと試みましたが成功せず、次々と疑問があがりました。最終的には科学的妥当性を証明することができず、ねつ造と改ざんの不正を認定し、論文撤回を勧告、社会の信頼は大きく失墜しました。それ以降、実験、調査・観察の結果に関しては研究プロセスがわかるように、研究ノートに日時を入れ、追試可能内容を保存することが要求されるようになりました。

　また、2012年に起きたディオバン事件(高血圧治療薬ディオバン®にかかわった5つの臨床研究不正事件)では、データのねつ造、改ざん、利益相反の隠蔽、オーサーシップなどの問題がありました。

　学生の場合は課題レポート、大学院生であれば学位論文が課されますが、ここで不正行為があると科目の単位や学位認定が認められない、あるいは処分の対象となることがあります。その多くは、盗用すなわち出典を明示することなく、先行研究の文章をWebサイトなどから長文で引用する「コピー・ペースト」が問題となっています。

適正な研究活動を行うために、下記に紹介する研究不正に関する資料など
を参考にするとよいでしょう。

- 「研究活動における不正行為への対応等に関するガイドライン」
  （2014年　文部科学大臣決定）
- 日本学術振興会「研究公正」（研究倫理教育教材）
- 国立研究開発法人科学技術振興機構(JST)「研究倫理」

3 臨床研究と利益相反

利益相反(Conflict of Interest：COI)とは、文字どおり相互の利益が相反
することであり、それ自体では善悪の判断はできません。しかし研究者が特定
企業等との関係で有する私的な利益と、臨床研究の遂行、および研究や調査の
成果を公表する責任が相反する状況(COI)は問題になります。先述したディ
オバン事件のように製薬会社から研究資金を受けて臨床研究を行った場合、
研究成果は製薬会社にとって都合のよいデータを公表することが求められま
す。これは、研究者にとって真正なデータではないという意味で利益が阻害さ
れており、製薬会社の利益が守られることで利益相反となります。したがっ
て、研究者は疑義を生むような不透明な利益供与を受けてはならないのです。
そのため、研究者は、企業から提供を受けた研究費について明示し、それ以
外の利益(労務や地位の提供など)を受けないことが重要です。COI状態を正し
く申告することで、研究者は自分の立場と研究の信頼性を守ることになるの
です。

Ⅱ 医療の中に人間性を取り戻す

1 患者の尊厳を守る

　世界人権宣言では、「すべての人間は例外なく尊厳を有している」としています。「看護職の倫理綱領」の条文1で「看護職は、人間の生命、人間としての尊厳及び権利を尊重する」と謳っているように、患者の尊厳を守ることは、看護実践において最優先すべき価値といえます。医療の現場からケアにおける尊厳がなくなったとしたら、そのようなところで私たちは大切な身体を預け、これからの生活や人生について語ることができるでしょうか。

　しかし、そのためには、看護師が誰のために、何のために看護をしているのか、看護を必要としている人々はどのような存在なのかを理解することが重要です。

1 生活者としての人間

　人間は生活する主体であり、その生活の営みの中で社会的存在として、他者とのかかわりの中で成長していきます。看護実践においては、疾患をもつ患者である前に、病を経験している一人の生活者として理解することが重要です。なぜなら、人間の身体は心と切り離せないもの、そうした特性をもって家族や文化、過去から未来に向かう時間軸の中で独自の価値観や信念をもって生活している存在だからです。そこから個別性や独自性が形成されます。

　とくに病院では在院日数が短期化し、療養継続が必要な状態であっても退院を余儀なくされる現在では、以前にも増して患者を生活者として捉える必要性が高まっています。多様化する患者一人ひとりのライフコース、生活様

式、価値観をふまえた、「その人らしさ」を尊重した看護が求められていると
いってよいでしょう。Life には、生命、生活、人生という意味がありますが、
医師が主として生命にかかわるとするならば、一人ひとりの経験の意味を考
え、生活や人生にかかわろうとしているのが看護師ではないでしょうか。

Column　主人は本当に頑張ってくれました

　病と闘う患者と同様に家族もまた闘っています。病と闘っている間も時間は流れ
生活は続きます。下記のエピソードは、生活者としての人を理解することの重要性
を教えてくれます。

　主人が倒れた時、下の子はまだ4歳でしたからね。・・・たとえ、どんな姿になっ
ても、子どものために1日でも長く主人に生きていてほしい。父親の思い出がはっ
きりと残る年齢に子供が成長するまで・・・。幼稚園や小学校に行くと、お父さん
の絵や作文を書きなさいって言われるでしょう。その時、もし子どもに父親の思い
出さえ残っていなかったらどんな悲しいか・・・でも、もういいんです。3度目の
退院の時、下の息子が「僕の父さんは病気で大学病院に入院していた。この間母さ
んと一緒に退院してきたので、『お帰り』と言ったら笑って頭を撫でてくれた。お母
さんが布団を敷いて、父さんはすぐに横になった。『おいで』というので父さんの横
に寝ると父さんは大きかった。・・・」と作文に書いたのです。だからもう大丈夫で
す。主人は本当に頑張ってくれました。

（紙屋克子『私の看護ノート』より）

2　脆弱な人々への配慮

　今、人間の脆弱性(vulnerability)という概念に関心が高まっています。例
えば、地球温暖化による想像を超えた自然災害(大規模な地震や台風、ゲリラ
豪雨など)やテロとの戦いなどで、一瞬のうちに人は脆弱な状態におかれ、個
人の努力だけでそれを回避することは困難です。人間は、誰もが例外なく生

から死に至るまでの有限の時間を生きています。その間に生命にかかわる病や災害などを経験した場合、自身の死を意識することで人間の「脆弱さ」と向き合うことになるのではないでしょうか。

　一方で、医療の現場において人間の尊厳を尊重する上で考慮すべきは患者の脆弱さです。意識障害や認知機能が低下した人、経済的に不利な立場にある人、子どもなどは、自分で自分の利益を守ることができない「脆弱な」者として位置づけられています。尊厳は、人間であれば誰もがもっている道徳的価値であり、能力の高い人にも低い人にも等しく適用されるべきものです。こうした人々の尊厳を守るためには保護すべき存在として特別な配慮を行う必要があり、看護師にはこうした脆弱な人々の道徳的代理人としての役割を引き受けることが期待されているのです。

2 看護師の尊厳も守る

　看護師の業務は、生命に直結することから高い注意義務が課せられており、仕事をする上でさまざまな困難やストレスと向き合うことになります。そこで大切なことは、患者の尊厳を尊重する行動をとるためには、ケアを提供する看護師の個人としてのアイデンティティにおける自尊心が守られる必要があるということです。患者の価値を尊重するのと同じように、自分自身も価値ある存在として尊重される必要があります。これは、組織や職業集団のレベルでも取り組むべき課題といえます。看護師として「I am OK」と言える自分がいて初めて、患者・家族・職場の仲間の尊厳を大切することができるのではないでしょうか。

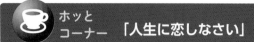

「人生に恋しなさい」

人生に恋しなさい！世界に恋しなさい！

たとえそれがどのようなものであっても。

いかに悲惨で、悲哀にあふれていても、

人生は美しい！世界は美しい！

人生も世界も驚きに満ち満ちている。

この人生とこの世界は充分生きるに値する！

「自分に恋しなさい」

自分を嫌ってはいけません。

自分を敬いなさい。自分に恋しなさい！

そして、自分自身に

最高の人生をプレゼントしなさい。

あなたはそれだけの価値ある存在です。

あなたの身体、あなたのいのち、

あなたの心、あなたの自由、

あなたの人生、あなたの時間を、安易に売り渡してはいけません。

（葉祥明『幸福を生きる—人生の意義を問う40の贈り物—』より）

3 人間に対する人間の看護

　看護は基本的に、看護師と患者という役割をもつ2人の間で展開されますが、役割（立場）が異なるだけで、そこに上下関係はありません。しかし、医療はサービスであるといいながらも、患者は医師や看護師に遠慮したり、我慢したりして、率直に自分の気持ちや考えを伝えられないことも少なくありません。ホテルやデパートといった他のサービス業では、客が自分のニーズや要求を相手に伝えることにためらいを感じることは少ないでしょう。ではこの違

いは何なのでしょうか。それは、医療サービスを受ける患者には、自身の生命と健康がかかっているからでしょう。病院のサービスが気に入らなければ他の医療機関に変えることは可能ですし、そうした選択をする人もいます。しかし、患者と医療者間の信頼関係が治療や回復に大きく影響することを知っていても、どこにいけば、自分が望む医療を受けられるのかという情報を得ることは容易なことではないでしょう。

　医師や看護師は、役割として医療を提供していても、病気や事故でいつ自分が患者役割を引き受けざるを得ない状況になるかもしれないのです。そう思うことができたら、「自分が患者だったら」という想像力をもち、人しての尊厳を保つために、払ってほしい敬意と誠実な対応を目の前の患者に提供できるのではないでしょうか。今、自分が引き受けている役割からではなく、一人の人間として患者と向き合うという基本に立ち返り、共に目標を共有し、成長しあう関係です。そうなれば、法的に規定された業務を効率性重視で作業として行うのではなく、患者が安全な環境で安心して笑顔で療養できる環境をつくりたいという思いが自ずと出てくるでしょう。

☕ ホッと コーナー　他者へのおもいやり

◎「人の一生における最善のもの。それはだれの目にも触れない、だれの記憶にも残らない、愛と思いやりのこもった細やかな行為」

(ワーズワース)

◎「肉親の悲しみをとてもよくわかって下さっている小児科のある看護師さんが、パパの死を聞いて駆けつけて下さいました。『あなたが心配よ、大丈夫？』この看護師さんは、トっちゃんが亡くなった時も、一輪のバラの花を棺の上において手を合わせて下さいました。多忙な時間を割いて駆けつけてくださった好意と、たった一言の言葉に看護師という職業的な立場ではなく、人間そのものの誠意というものに触れ、私は救われた思いがしました」

(高橋穏世『真紅のバラを37本』より)

それができるのは、人間が人間に働きかけるからではないでしょうか。看護師の正確な観察と細やかな気遣いが患者に届いた時、「あなたに出会えてよかった」と患者は言ってくれるのです。看護師が患者を選ぶのではなく出会うのですから。

文　献

1）笹栗俊之翻訳：ベルモントレポート
　http://www.med.kyushu-u.ac.jp/recnet_fukuoka/houki-rinri/pdf/belmont.pdf.（accessed 2020-02-03）
2）厚生省健康政策局監、柳田邦男編：元気が出るインフォームド・コンセント、中央法規出版、1996年
3）宮脇美保子：事例から学ぶ看護実践のための倫理と責任、中央法規出版、2014年、p.50
4）中山和弘、岩本貴編：患者中心の意思決定支援；納得して決めるためのケア、中央法規出版、2012年、pp.19-23

【ホッとコーナー】
沖守弘：マザー・テレサ：あふれる愛、講談社、1981年
井村和清：飛鳥へ、そしてまだ見ぬ子へ、祥伝社、2002年
増田れい子：看護：ベッドサイドの光景、岩波書店、1986年
葉祥明：幸福を生きる：人生の意義を問う40の贈り物、ビジネス社、2001年、pp.22-24
高橋穏世：真紅のバラを37本 新装版、日本看護協会出版会、2001年

【Column】
紙屋克子：私の看護ノート、医学書院、1993年、p.47

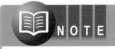

＊1　人工知能（Artificial Intelligence：AI）

　人工的につくられた知能であり、人間がもつ学習・推論・認識・判断といった能力をもつ、あるいはそれを研究する分野。現在、広く家庭に普及している掃除ロボットはその代表といえます。

＊2　サルゴ（Salgo）判決

　インフォームド・コンセント（IC）という用語は、裁判基準の法理として生まれました。

この言葉が初めて公共の場で用いられたのは1957年、カリフォルニア控訴裁判所におけるサルゴ判決でした。この裁判は、医師らが患者のサルゴに対し検査の性質やリスク等について十分に開示しないまま経腰的大動脈造影検査を行ったため、合併症として重大な後遺症である下肢の麻痺を被ったサルゴの遺族が、病院に対して損害賠償を求めた医療訴訟です。造影後に下肢に麻痺が生じるリスクの発生頻度は高くないものの、起こりうる合併症であることは知られていたにもかかわらず、その説明が不十分であったことを遺族が主張し、裁判所はその主張を認めました。すなわち、医師が提案した医療行為に関して、患者が必要な情報を医師から説明を受けないまま同意した場合、医師は患者に対する開示（説明）義務に違反し、責任を負うことを認める判決でした（インフォームド・コンセントが誕生した医療過誤裁判判決）。

第2章

変化する社会における倫理

I
チーム医療における看護

II
超高齢社会と倫理

I チーム医療における看護

　医療専門職(health professional)は、専門的知識と技術をもって、人の生命の根幹にかかわる高度の業務を遂行する者であり、その多くは国家資格を必要とします。国家資格は、厚生労働大臣指定の養成機関で学び、国家試験に合格することで免許取得が可能となり、職業的地位の保障とともに社会からの信頼も得られます。

　医療の高度化、専門分化の進歩に伴い、多くの医療専門職が誕生しましたが(**表1**)、その歴史、教育年限、業務内容はさまざまです。患者中心の医療を目指すという目標は共有できたとしても、かかわる職種に対する相互理解と専門性に対する尊重をもって補完関係が成立しなければ、真のチーム医療を実現することは難しいといえるでしょう。

表1 医療福祉分野に従事する職種

主たる活動の場	職　種
主として病院等の医療関連施設	医師、歯科医師、薬剤師、看護師、助産師、保健師、臨床検査技師、診療放射線技師、管理栄養士、理学療法士、作業療法士、言語聴覚士、視能訓練士、臨床工学技士、義肢装具士、救急救命士、歯科衛生士、歯科技工士、医療ソーシャルワーカー、医療事務、診療情報管理士など
主として、介護福祉関連施設	社会福祉士、介護福祉士、精神保健福祉士、介護支援専門員(ケアマネジャー)、訪問介護員(ホームヘルパー)

1 現代医療とチーム医療

1 チーム医療とは何か

　現代医療において安全かつ質の高い医療を提供するためには、医療職者によるチームアプローチは不可欠ですが、多職種間の価値を調整し、有機的連携を可能にするには、チーム医療に対する正しい知識と理解が重要となります。

　チーム医療においては主人公である患者にとっての最善の医療を実現するため、医療専門職が互いに対等な立場で連携して活動します。したがって、医療専門職は英語でいうところのhealth　professionalあるいはmedical　staffですが、わが国では医師以外をコメディカル（co-medical）とよぶ和製英語が使用されることが少なくありません。これでは、医療専門職者は互いに「対等」に連携するという意識をもつことが難しくなるのではないでしょうか。

2 チーム医療とコミュニケーション

　医療現場には、歴史的にみて、医師を頂点とするヒエラルキーがあり、医師以外の職種は医師に対して、自らの専門性にもとづいて意見を述べるということへの壁があると感じているようです。しかし、それでは、患者が望む医療を提供することはできず、自由に話し合える職場風土を創ることが重要です。

　チーム医療におけるリーダーは、必ずしも医師でなければいけないということはなく、患者が抱えている問題によってリーダーを務める職種が変わってもよいはずです。しかし、それぞれの職種が率直に自分の意見を述べ、それを他職種が聴く姿勢をもち、自由に意見交換ができなければ、硬直したチー

ムとなり機能しないでしょう。職種によっては、チーム医療の必要性について
は理解できても、どのようにかかわればよいのか戸惑っている人も少なくない
ことを考えれば、一番大切なことは、多職種間で率直なコミュニケーション
を促進することではないでしょうか。そのため、近年医療系の学部、学科を
もつ大学では、基礎教育の段階から学部を超えた講義、演習、臨床実習といっ
た合同教育(Inter-Professional Education：IPE)などをとおして交流を図っ
ています。免許を取得する以前の大学生という同じ立場にいる者同士、医師、
看護師、薬剤師など、将来協働するであろう仲間が、入学〜卒業までどのよ
うなカリキュラムで何を大切にして教育を受けているのかを知る機会となって
います。段階をおって情報交換をし理解していくIPEは、他職種を理解し、
尊重する態度を養う上で有効な教育方法といえるでしょう。

　不確実な医療の中では想定外の出来事も起こり得ます。そうしたなかで、医
療事故を防ぎ、質の高い医療を提供するためには、チームの目的を共有し、
医療職種ごとにそれぞれがリーダーシップ能力を養い、率直なコミュニケー
ションをとおして補完関係を築き、支援し合えるチームをつくることが重要
となります。

3　チーム医療における協働と看護師の役割

　1970年代、米国では患者のための栄養療法のあり方について、医師、看護
師、薬剤師、栄養士などの多職種で話し合う栄養サポートチーム(Nutrition
Support Team：NST)がつくられ、それ以降、チーム医療という用語が用い
られるようになりました。現在では、リハビリテーションチーム、感染制御
チーム、緩和ケアチーム、摂食・嚥下チームなど、多くのチームアプローチ
が実践されています。

　わが国でも、1990年代以降、医療現場の専門分化、複雑化に伴う医療安全に
対する重要性の高まりとともに、患者中心の医療を求める動きのなかで、チー

ム医療への関心が高まってきました。しかし、チーム医療の理念とは異なり、実際は単に業務を分担するだけで終わっていることも少なくありません。医療現場が多忙であることも要因の1つではありますが、チーム医療とは何かが正しく理解され、受け入れられていないことが大きいのではないでしょうか。2009年、厚生労働省は「チーム医療の推進に関する検討会」を立ち上げ、2011年にはガイドラインが発表されました[1]。しかし、チームを発足させた後に、機能させ、それを継続することの難しさが指摘されており、チーム医療を進める上で看護師の果たす役割は大きいといえます。なぜなら、24時間患者とともにいるのは数多い医療職種の中でも看護師だけであり、患者の疾患とともに生活者として理解できる位置にいるからです。看護師には、そうした強みを生かし、患者が抱える問題を明確化し、チームを立ち上げ、専門性をいかしたチームを機能させるためのアプローチができる存在になるという役割が期待されています。

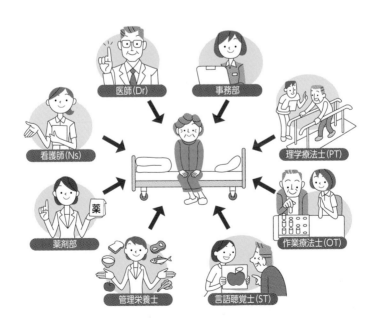

1 倫理における対話と選択

①倫理に唯一の正解はない

　臨床における倫理的問題に唯一の正解はありません。求められているのは、その時・その場の状況において最善の選択をすることです。したがって、具体的状況の中で一つひとつ現実に即して検討していくことが重要であり、その際の鍵となるのがその状況にかかわっている人たちの価値観です。患者・家族で価値観が異なることもあれば、医療従事者も職種によって違いがあります。しかし、最も優先すべきは、患者本人の意向を尊重した最善の選択をすることです。

②価値の調整に向けた対話

　倫理的問題に対する価値観が異なる場合、相手と対話を重ねることで互いに共有できる意味を見出す必要があります。倫理問題に正解はありませんので、自分の価値観にもとづいた選択が正しいという前提で意見を述べるというより、他者が「その選択をするのは、なぜだろう」という意識をもつことが大切です。

　倫理的選択には、自身の価値観、感情、経験などが持ち込まれます。よく言われるように、人は、自分を理解するようにしか他者を理解することはできません。ゆえに、日頃から、自分が何に価値をおいているのか、どのような状況で、嬉しい、悲しい、怒りといった感情をもつのかを言語化し意識しておく必要があります。自分の価値観や感情について認識していれば、対話における多様性を理解し、他者との違いを明確にして、価値観を調整したり、感情を制御したりすることも可能となります。

　歴史的にみて、医療はパターナリズム(paternalism、父権主義)、すなわち、医師が家庭における父親のように、患者を判断力のない子どものように扱い、保護者としての医師による専門的意思決定を患者に与えるのが一般的でした。このように、医療は長い間、医師を頂点とする専門職支配の中で行われてきましたが、そもそも自分の身体に関する意思決定を、専門家とはいえ他者に委ねてしまうということは、患者が望む医療のあり方なのでしょうか。自分の身体、生活、人生にかかわる意思決定に主人公である自分自身の意向が反映されないということは、人間としての自由と尊厳が脅かされているということです。

●患者の権利

　1960年代後半、人権運動が高まりをみせていた米国で、医療における意思決定を専門職から市民の手に取り戻す「患者の権利」運動が起こりました。1973年には、米国病院協会が世界に先駆けて「患者の権利章典(Patient's Bill of Rights)」を公表し、全米の病院に配付されています。この権利章典の主語は

Column　医療の世界における3つの壁

　日常空間ではない医療の世界には、「密室性」「専門性」「封建制」という3つの壁があり、患者はこれを乗り越えて医療に参加することに困難を感じているといわれてきました。

　「密室性」の壁とは、診療行為の多くが密室で行われるため、患者やその家族はそこで何が起こっているのか、事実(記録を含めた客観的情報)を正確に知ることが難しいということです。手術室や処置室は密室となる可能性が高いところですが、最近では医療の透明性を高めるために、手術の様子をモニターに映し、専用ルームや廊下等でリアルタイムで家族や関係者が見ることができる病院もあります。また、家族は看護師から、説明がないまま「これから処置をしますので部屋を出てくださ

い」と言われることがしばしばあります。場所が狭くて作業スペースが確保できないとか、感染の危険性があるといった場合はともかく、合理的理由がないにもかかわらず機械的に家族を病室の外に出すということは考え直す必要があります。

次の「専門性」の壁とは、高度に専門化した診療内容を患者が理解することは困難ということです。そもそも医療者が用いる言葉には、医学用語を中心とした専門用語が多いのですが、とくに新しい検査や治療方法、稀な疾患等について理解するには高い壁を感じてしまいます。さらに、医師や看護師の中には英語や略語を配慮することなく使用することもありますので、さらに内容を理解することは困難になります。

最後は、「封建制」の壁で、最も患者にとって乗り越え難い壁かもしれません。医療における封建制とは、医療者とくに医師の世界では、「かばいあう」「もたれあう」「見て見ぬふりをする」といったように、相互批判を許さない体質があることを意味しており、それは、医療過誤裁判で、原告側の証人を引き受ける医師が極めて少ないことでも知られています。

医療の透明性が高まってきたことで、この3つの壁は以前よりは低くなっているように思えますが、対等な関係性を築くには医療者と患者・家族双方の努力が求められます。

患者になっており、第3項では以下に示すように、インフォームド・コンセントの重要性が記されています。

「患者は、何かの処置や治療を始めるまえに、インフォームド・コンセントを与えるのに必要な情報を医者から受け取る権利がある。緊急時を除いて、そのような知らされたうえでの同意のための情報は特定の処置や治療についてだけではなく、医学上重大なリスクや予想される障害が続く期間にも及ばなくてはならない。ケアや治療について医学的にみて有力な代替の方策がある場合、あるいは患者が医学的に他にも方法があるなら教えてほしいといった場合には、そのような情報を受け取る権利を患者は持っている」。

その後、米国病院協会は、医療現場の高度化、複雑化が進む中で、患者と医療者との協力関係は不可欠であり、よりよいコミュニケーションを確立することが重要であるとし、2003年に「患者の権利章典」を「治療におけるパート

ナーシップ(The Patient Care Partnership)」に変更しました[2]。

　米国における「患者の権利章典」は、わが国における患者の権利の認知とその普及に影響を与えてきました。そして世界医師会は、1981年に「患者の権利に関するリスボン宣言」を発表しています[3]。

3　臨床倫理の4分割法

　臨床倫理(clinical ethics)は、1980年代の米国で日常診療における具体的な倫理的問題を検討し、よりよい医療を提供するための考え方として発展してきました。それを具体的に考える思考の道具として、1992年Jonsen(Jonsen

表2 臨床倫理の4分割法

Medical Indication 医学的適応 (恩恵・無害：Beneficience・Non-malficience) ＜チェックポイント＞ 1.診断と予後 2.治療目標の確認 3.医学の効用とリスク 4.無益性(futility)	Patient Preferences 患者の意向 (自己決定：Autonomy) ＜チェックポイント＞ 1.患者の判断能力 2.インフォームド・コンセント(コミュニケーションと信頼関係) 3.治療の拒否 4.事前の意思表示(living will) 5.代理決定(代行判断、最善利益)
QOL (幸福追求：Well-being) ＜チェックポイント＞ 1.QOLの定義と評価(身体、心理、社会、スピリチュアル) 2.誰がどのような基準で決めるか 　偏見の危険、何が患者にとって最善か 3.QOLに影響を及ぼす因子	Contextual Features 周囲の状況 (公平と効用：Justice・Utility) ＜チェックポイント＞ 1.家族や利害関係者 2.守秘義務 3.経済的側面、公共の利益 4.施設の方針、診療形態、研究教育 5.法律、慣習、宗教 6.その他(診療情報開示、医療事故)

(Jonsen AR, Siegler M & Winslade WJ：Clinical Ethice；A practical Approach to Ethical Decisions in Clinical Medicine (5th ed.)，2002 (邦訳：赤林朗他監訳：臨床倫理学(改訂第5版)；臨床医学における倫理的決定のための実践的なアプローチ、新興医学出版社、2006年)※Jonsenらのワークシートをもとに白浜改変)

AR）らは、「臨床倫理の4分割法」を提唱しました。わが国にも紹介され、医師であった故・白浜雅司らによって普及してきました（**表2**）⁴⁾。この方法は、情報を「医学的適応-恩恵・無害」「患者の意向-自己決定」「QOL-幸福追求」「周囲の状況-公平と効用」という4項目に整理し、患者にとっての最善の選択に向けて検討します。

　臨床倫理の4分割法は、モヤモヤする倫理的問題を整理して、論理的に考えていく上で有効な思考の道具です。検討する際は、「医学的適応」「患者の意向」「周囲の状況」の順に話し合った後、「QOL」で患者のQOLの確認とその向上に向けて検討しますが、それぞれの項目に倫理原則が対応していますので、この原則に従って進めるとよいでしょう。話し合う過程で、倫理原則が対立することもありますが、検討する目的は患者にとっての最善を見出すということを忘れないようにしましょう。　医師は「医学的適応」に関しては情報をもっていますが、「患者の意向」「周囲の状況」に関して、情報を得る機会が多いのは看護師です。しかし実際に事例を検討してみると、「患者の意向」に関する確実な情報をもっていないことが多いのです。看護師は、日頃から患者とのかかわりをとおして、患者の思いを知る努力をする必要があります。

<table>
<tr><td>4</td><td>倫理的問題を解決するために</td></tr>
</table>

①「看護とは何か」を考える習慣をつける

　倫理的問題を解決していくために必要なことは、看護を哲学すること、すなわち「看護とは何か」「誰のための看護なのか」を日ごろから考えておくことです。自分なりのモノサシをもっていないと、日々の業務に流されて何も感じることができなくなってしまいます。

②倫理的感受性を高める

　看護について考える習慣がなければ、日々の実践の中で「何かおかしい」「これでよいのか」といった疑問をもち、モヤモヤ感に気づくことはできないで

しょう。考える習慣をもつことで、倫理的感受性を維持あるいは高めることが可能になるのです。考える時間がないほど忙しいというのも事実かもしれませんが、1日5分でもよいので、自分の看護を振り返る習慣をつけましょう。

③倫理的問題を明確化する

　次に重要なことは、モヤモヤしたことや疑問に思ったことを言語化することです。人はいろんなことを考えたり、思ったりしても、言語化しないといつの間にか忘れてしまうものです。

　ゆえに、自分の中に芽生えた「疑問」を「質問」に変換して、同僚や上司の中で最も信頼できる人に話してみましょう。話すことで、自分の考えや思いを整理することができるようになります。また、逆に自分に対して誰かが語りたいという意思を示したら、公のカンファレンスではないので、追及するのではなく、相手の考えや思いを理解しようとする姿勢で聴くことが何より大切です。

　誰かに話したことで、これは病棟全体で取り組むべき問題だということがある程度明確になったら、カンファレンスの議題に載せましょう。その際は、倫理的知識を用いて話し合うための論点を明確にしておく必要があります。前

Column　一人でお風呂に入りたい

　箱根さんは58歳の男性で、IT関係の仕事をしていましたが、末期がんによる緩和ケアを目的に入院していました。箱根さんは活動耐性が低下しており、一人で入浴することは危険な状態でした。しかし、自分なりの時間の過ごし方を大切にしており、一人で入浴することを強く希望しました。一人で入浴することは、急変や転倒の危険があることを看護師が説明すると、「それでも、いいんです。一人でゆっくりお風呂に入ることが私の望みです」と答えました。

　そこで「患者の意向を尊重」したいという思いと「危険を回避」する必要があるというジレンマをどのように解決すればよいのか、医師も交えた話し合いの場がもたれました。箱根さんだけのために時間を使えない、何かあったらどうするのかと

いった意見もありましたが、ある看護師が「そうだけど・・・でも、箱根さんの唯一の楽しみである入浴を可能にする解決策は本当にないのかしら、私は何とかかなえてあげたい」と発言しました。この発言をきっかけに、日勤帯の15〜16時であれば、他の時間帯より看護師がナースステーションにいる人数が多いため、何かあっても迅速に対処できるのではないか、その時間に何かあればすぐに主治医に連絡がとれるようにするなど、次々と解決に向けた意見が提案され、医師の承諾も得られました。

　箱根さんは、病室〜入浴室までは看護師が車椅子で移送しましたが、浴室では自分のペースでお風呂に入ることができました。それから8日目に箱根さんは亡くなりました。その前日、「もう、お風呂に行くのも難しいな。看護師さん、私の思いを受け入れてくれてありがとう。ここで最後に療養できてよかった」と話していました。

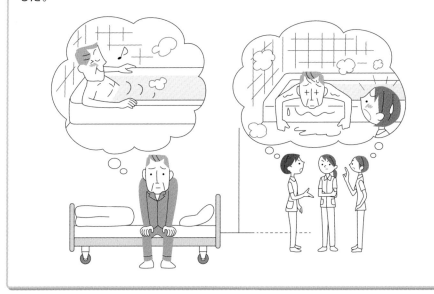

述した「臨床倫理の4分割法」を用いて情報を整理しておくと有効な場合があります。

④問題解決に向けて行動する

　倫理的問題を明確化したら、解決に向けて行動するための計画を立て実践

に移します。倫理的問題の解決には、さまざまな障害があり価値を調整する必要が生じますので、エネルギーを要することになります。しかし、患者にとっての最善の選択に向けて、皆が団結して取り組んだ後には、不思議なことに満足感を得ることが少なくありません。

3 ケアの倫理

看護は、基本的には患者と看護師の関係性で展開される行為です。一方で、看護師は、組織の一員として仕事をしていますので、組織の理念やルールに従うことも求められており、そこでは公正、平等といった正義の倫理が重要となります。

したがって、患者に対するケアも、同等の者は同等に、同等でない者は同等でないように扱うことになります。例えば、セルフケアレベルが高い患者と全面的にセルフケアが不足している患者を同等に扱わないことが正義の原則に沿うことになります。

1 メイヤロフの「ケアの本質」

ケアは、看護だけでなく、教育、介護、福祉のように、人を対象とする分野で用いられている用語ですが、ケアに哲学的な基盤を与えたとされるのがメイヤロフ（Mayeroff M）です。

1971年、「On Caring（邦訳：1987年『ケアの本質-生きることの意味』）」の中で、メイヤロフは、「ひとりの人格をケアするとは、最も深い意味で、その人が成長すること、自己実現することをたすけることである」[5]と述べています。これは、看護師が患者のケアをとおして実感していることではないでしょうか。患者がその人らしく生きていくことを支援することをとおして、自身

も結果的に成長していると感じる経験に看護のやりがいを見出している人も少なくないでしょう。患者をケアしているつもりでいたのに、自分が患者からケアされていたことに気づくことがあり、相互浸透作用していく患者と看護師の関係に魅力を感じてしまうものです。

　また、メイヤロフは、ケアする上での主な要素として、知識・リズムを変えること・忍耐・正直・信頼・謙遜・希望・勇気の8つを挙げています。ケアするためには、注意や関心が自分に向いている時はできないものです。他者をケアするためには、相手のニーズに応答できるための知識が必要であり、自分が行ったケアが相手に合っていない場合は、方法やリズムを変えてその人に合ったものを見出していきます。また、自分自身に正直であるために心を開き、相手の成長を助けるためには時間と心のゆとりをもてるよう忍耐が必要となります。さらに、相手を信頼できないと、過保護な親が子どもに対して過剰にかかわってしまうように、成長を助けることはできませんし、子どもから学ぶためには謙遜的態度が求められます。そして、何よりケアをとおして相手が成長していくことへの希望をもつことが重要ですが、未知のことに対して飛び込む勇気も必要となります。このように、メイヤロフのケアの要素は、他者をケアするためには、それを可能とするような能力が備わっている必要があることを教えてくれます。と同時に、他者をケアすることをとおして、生きることの意味——、言葉を替えていうならば、自分の居場所をみつけることができるのです。

2　ギリガンの「ケアの倫理」

　男性と女性の道徳的発達は異なることを著したのは、ギリガン（Gilligan C）ですが（『もうひとつの声』）[6]、ギリガンとともに仕事をしたコールバーグ（Kohlberg L）は、人間の道徳性は次に述べるようにいくつかの段階を経て発達していくと考えました。

第1段階は、道徳的に未発達な段階（前慣習的）で、自己中心的な子どもの段階です。第2段階は、社会的な慣習に従い（慣習的）、期待される行動を実行する青年の段階であり、最後に、個人的欲求や慣習にとらわれることなく（脱慣習的）、普遍的正義のルールを公正に用いることができるようになる段階まで発達するという考えです。これが正義の倫理ですが、ギリガンは、女性の道徳的発達について研究し、正義の倫理とは異なるケアの倫理があることを示しました。すなわち、われわれが生きている世界は、一人ひとり自立している人々で構成されているというよりは、むしろ人間関係で成り立っており、ルールのシステムで成り立っているというよりは、人間のつながりで成り立っている世界と考えています。

　つまり、ギリガンが研究対象とした女性は、道徳にかかわることを権利やルールといった公正な形式的問題としてではなく、むしろ「人間関係における思いやり（care）と責任」の問題として捉えようとする考えです。こうしたケアの実践は、ギリガンの研究が公表されるまでは、他者を心配することに根差している実践（ケアの倫理）として、その多くが女性によって実現されてきたがゆえに過小評価されてきました。

　ケアの倫理の特徴は、次のようにまとめることができるでしょう[7]。

・人々の脆弱性や相互依存関係に注目する
・特定の状況におかれている個々の人間に焦点を合わせる
・女性の経験を尊重する
・世話や共感など、伝統的に女性の美徳とされてきたものを重視する
・他人の権利を積極的に図ることの重要性を認める
・道徳性における感情の役割を認める

3　ケアの倫理と看護倫理

看護理論家の多くが、ケアを看護の本質として位置づけていますが、なかで

もワトソン（Watoson　J）は「ケアリングは看護における道徳的理念であり、その目的は、人間の尊厳を守り、高め、維持することである」[8]と述べています。

　また、「ヒューマンケアリングは、人と人との関係においてのみ最も効果的に示され、実践される。『間主観的』に人と人とがかかわるプロセスによって、人間らしさという誰もがもっている感覚が生かされる。つまり、相手に自分を重ね合わせ、相手に自分の人間性を映し出すことによって、人間らしさというのはどのようなことであるかを会得できる。しかし、ケアリングの意識は、時間も空間も物性を超越し、人間性についての意識の深化に影響を与える」とも同じ看護論の中で述べています[9]。

　一方、フライとジョンストン（Fry　ST　&　Johnstone　MJ）は「看護倫理は、道徳的な義務としてケアリングを重視する。ケアリングは、患者の人間的尊厳を守り高めることを目指す看護倫理の基盤である。真実を告げ、患者と触れ合うのは、ケアリングの精神に基づくものである。ケアリングは患者の人間的尊厳を守ろうとする看護師の姿勢を表している」[10]と述べています。

　看護師は、倫理の4原則や倫理綱領にもとづいて、通常は倫理的判断を行っているだけでなく、患者との関係性の中で、その人の呼びかけに応答するケアの倫理を用いていることを意識する必要があります。正義の倫理とケアの倫理に優劣はなく、どちらも重要な倫理なのであり、ゆえにギリガンは『もうひとつの声』[6]というタイトルをつけたのではないでしょうか。

II 超高齢社会と倫理

1 意思決定支援

2021年7月30日、厚生労働省が公表した「令和2年簡易生命表」[11)]によると、わが国の平均寿命は、女性87.74歳、男性が81.64歳と過去最高を更新しました。人生100年時代も射程に入るほど、世界に類をみない超高齢社会となり、高齢者の健康と医療に関する課題はますます重要になってきています。

1 高齢者の尊厳の保持

超高齢社会においては、健康寿命の延伸とともに、人生の最終段階まで人間としての尊厳をもって生きることができる社会の実現が必須です。尊厳は、すべての人間に認められた尊重されるべき道徳的価値です。したがって、加齢や疾患に伴う身体諸機能の低下により他者のケアを必要としている高齢者の尊厳が軽視されることがあってはなりません。

身体拘束や子どもに話すような言葉遣いなど、自分の存在が無視あるいは軽視され、モノのようにぞんざいに扱われることで、高齢者の自尊心(self-esteem)は大きく傷ついてしまいます[12)]。

看護師には、老年期は個人差が大きいため、患者一人ひとりの人生観や価値観を理解した上で、尊厳ある人生の最終段階を送ることができるよう支援していく役割があります。そのためには、高齢者や高齢患者を年齢や外見だけで画一的に捉えることなく、彩り豊かな人生を送ってきた尊厳ある人間としての理解が求められます。他者をケアすることは、自分もケアされることであり、人生の先輩から学ぶことは計り知れないものがあります。

決して、高齢者を弱い人、駄目な人、面倒な人として捉えるのではなく、個性豊かな一人の人間として関心をもち、敬意をもってかかわることが重要です。それは、誰もが例外なくそこに向かって日々生きているのであり、高齢者と誠実に向き合うことが、最終的には自分自身を大切にすることにつながると考えるからです。看護師の都合ではなく、患者を主語にして考えること、何を望んでいるのかを知ろうとする努力が不可欠です。高齢者が語る一人ひとりの人生の物語は実に興味深いものです。看護師として他者の人生にかかわれることを強みとして考えてみましょう。

Column　すべての学生に高齢者疑似体験を

　高齢者人口が増加し、知識として加齢に伴う機能低下があることは知っていても、自分が経験したことのないことを理解することは誰にとっても難しく、想像力の欠如は否めません。そこで、少しでも高齢者の世界を知るために、高齢者疑似体験を勧めていきたいものです。頭ではなく身体で理解することで、高齢者はどのような世界にいるのか、どのような支援を求めているのかを想像できるようになるでしょう。看護学生であれば、老年看護学の中で体験できる可能性は高いのですが、医療職を目指す学生だけでなく、一般の中学生、高校生、大学生も体験することで、高齢者への理解は深まるのではないでしょうか。実際、イベントで高齢者の疑似体験（特殊眼鏡、肘・膝用サポーターと重り、加重チョッキなど）に参加してくれ

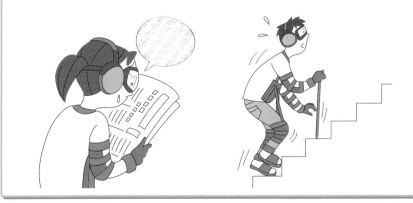

2 意思決定支援とガイドライン

　高齢者への尊厳を守ることの重要性について述べてきましたが、現実の医療現場においては多くの高齢者看護の課題があることも事実です。高齢者は個人差が大きく、最期まで自分の意思を明確に言語化できる人も少なくありません。そのような場合は、患者の意向を尊重することに最善を尽くすことになります。しかし、認知機能の低下などで、患者本人の意向が不明な場合、延命治療、人工栄養などに関する倫理的な判断を誰がどのように行うのかと

た学生たちからは次のような感想が多く聞かれました。
・「おばあちゃんが『見えない、ぼやけて読めない』と言っていたのは、こういうことだったのかとわかりました」（高齢者用の特殊眼鏡を着用した高校生）
・「関節が動きにくいと、何をするにも時間がかかるものですね」（大学生）
・「足が重くて歩きにくいです」（高校生）
・「背中が曲がって前かがみになるってこんな感じなんですね」（高校生）
　もちろん、限られた短い時間の疑似体験で、高齢者の世界を深く理解できるはずはないのですが、ある大学生は「それでもこれは、学部にかかわりなくすべての大学生が体験すべきだと思います」という心強い感想を残してくれました。

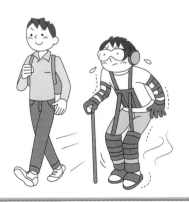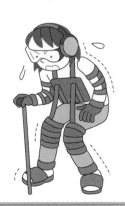

いう問題が生じます。医学的妥当性とともに、患者の意思をどのように推し量るのかは難しいものです。こうした問題は、最終的には個別性に配慮した判断が必要ですが、一方で、多くの施設が困惑している高齢者医療そのものが抱える問題として取り組むべきものとしてガイドラインが公表されています[13) 14)]。

われわれは、医療技術が進歩し治療法の選択肢が増えたことにより、多くの恩恵を受けてきましたが、その一方で、それは果たして患者にとって「善いことなのか」ということを立ち止まって考えることも必要です。Life には生命、生活、人生の意味がありますが、生きるだけでなく、生活主体として、よりよく生きるこの意味についてチームで検討することが大切なことです。

●人生の最終段階における医療・ケアの決定プロセスに関するガイドライン

平均寿命からみれば、人生の最終段階については70歳代後半〜80歳代になってから考えてもよいかもしれません。しかし、人生の幕はいつ降りるか誰にもわかりませんし、最期まで自分らしく生きぬくことは容易ではありません。患者が自分の意思を伝えることができなくなった時、誰が意思決定をするのでしょうか。こうした問題の解決に向けて、厚生労働省は「人生の最終段階における医療・ケアの決定プロセスに関するガイドライン」[15)]を発表し、その中で、自分の意思を早い段階から家族や大切な人々、医療者と話し合い、意思(情報)を確認しておくことを推奨しています。これがアドバンス・ケア・プランニング(Advance Care Planning：ACP)です。ACPで大切にしていることは、話し合うプロセスであり、コミュニケーションを図りながら意思確認をすることです。

それでも、認知症や意識障害など、患者の意思に関する確認あるいは推定が困難な場合、家族や関係する人たちと本人の人生観や価値観についての情報を可能な限り共有した上で、最善の選択に向けた合意形成をすることになります。

2 看護活動の場の拡がりと役割拡大

1 地域包括ケアシステム～病院から地域へ～

　少子高齢化が進むわが国では、人的・経済的状況は厳しく、医療・福祉に及ぼす影響はますます大きくなっています。こうした社会の変化をふまえて、国はこれまでの疾患を治療する病院完結型から、住まい・医療・介護・予防・生活支援という5つの要素を一体化させた地域完結型へと方向転換を図りました。医療・介護においては、24時間対応可能な在宅医療、訪問看護やリハビリテーション、介護サービスの充実を図るとともに、要介護にならないための介護予防に取り組み、住まいもバリアフリー化やサービス付き高齢者向け住宅などを整備し、増加する認知症や1人暮らし・高齢夫婦のみの世帯に対して対応していきます。

　これが、厚生労働省が推奨する「地域包括ケアシステム」であり、住み慣れた地域で医療を受けながら自宅で療養することを地域で支援します（**図1**）[16]。したがって、従来は主として病院で、専門職である医師が治療し、看護師がケアを提供していましたが、これからは急性期を除いては複数の病とつきあいながら、住み慣れた自宅で家族の隣人の助けを得ながら療養していくことになります。

　病院では、看護師が患者の権利や尊厳を守ることについての教育を受け、療養環境を整えていますが、療養の場が地域にシフトすることで、これまで以上に多職種や家族との調整が求められるようになることが予想されます。

2 看護の役割拡大と倫理的課題

　2025年には少子・超高齢・多死社会という、これまで経験したことのない

地域包括ケアシステム

○ 団塊の世代が75歳以上となる2025年を目途に、重度な要介護状態となっても住み慣れた地域で自分らしい暮らしを人生の最後まで続けることができるよう、住まい・医療・介護・予防・生活支援が一体的に提供される地域包括ケアシステムの構築を実現していきます。

○ 今後、認知症高齢者の増加が見込まれることから、認知症高齢者の地域での生活を支えるためにも、地域包括ケアシステムの構築が重要です。

○ 人口が横ばいで75歳以上人口が急増する大都市部、75歳以上人口の増加は緩やかだが人口は減少する町村部等、高齢化の進展状況には大きな地域差が生じています。

　地域包括ケアシステムは、保険者である市町村や都道府県が、地域の自主性や主体性に基づき、地域の特性に応じて作り上げていくことが必要です。

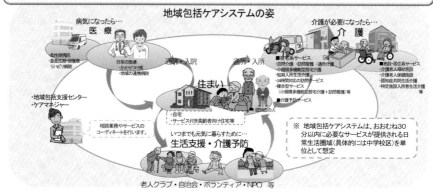

図1 厚生労働省　地域包括ケアシステム

（厚生労働省：地域包括ケアシステム
https://www.mhlw.go.jp/seisakunitsuite/bunya/hukushi_kaigo/kaigo_koureisha/chiiki-houkatsu/dl/link1-4.pdf (accessed 2019-12-03)）

世界（＝2025年問題）が待っているわが国において、家族関係や地域との関係も大きく変化しています。人々がどのようにして互いを支えていくのかということを考える時、もはや共助、公助だけでなく、自助、互助が重要となりますが、複雑なシステムの中で生じる倫理的課題にも向き合うことが多くなることが考えられます。

　こうした社会の変化とともに、保健、医療、福祉は、困難な課題に直面することになりますが、「生活者」として一人ひとりの生命を守り、尊厳ある人生を送ることができるよう最善を尽くすという看護師の役割はますます重要なものになっていきます。

　急性期の医療では患者の生命を守り、回復期・慢性期には病院から地域へ

と療養の場がシフトし、QOLの改善を目指すことになります。こうした、機能的な病床分類、在宅医療の推進、介護・福祉職との多職種協働によって、シームレスな看護（＝つなぎ目のない地域連携の看護）を提供する必要があります。

　しかし、看護師の活動の場がどこであっても、人間の尊厳を守り、その人らしさを尊重した看護を提供することが求められることに変わりはありません。看護師は他者との関係を構築する専門職として、その力を十分に発揮することを社会から期待されています。看護サービスの方法は変化しても、人が人にかかわるという看護の本質は変わらないのです。

☕ ホッと コーナー　価値観について

◎「価値観に反する仕事は人を堕落させる。強みすら台無しにする」

（ピーター・ドラッカー『ドラッカー　365の金言』より）

◎「誰かからもらった価値観で生きているから退屈を感じる。誰かからの評価にとらわれているから苦しみを感じる」

（小泉吉宏『ブッタとシッタカブッタ3 なぁんでもないよ』より）

◎「こちらが悪ければ、悪い人間が寄ってくる。こちらが信用することによって、信用される人間が生まれる」

（本田宗一郎『一日一話』より）

◎「いのちが一番大切だと思っていたころ　生きるのが苦しかった　いのちより大切なものがあると知った日　生きているのが嬉しかった」

（星野富弘『鈴の鳴る道―花の詩画集―』より）

文　献

1）福原麻希：チーム医療を成功させる10か条；現場に学ぶチームメンバーの心得、中山書店、2013年

2）大野博：アメリカ病院協会の「患者の権利章典」の変化とその特徴；権利の宣言からパートナーシップへ、医療と社会、21（3）：309-323、1911年

3）日本医師会：患者の権利に関するWMAリスボン宣言
http://dl.med.or.jp/dl-med/wma/ lisbon2005j.pdf（accessed 2019-12-03）

4）Jonsen AR, Siegler M & Winslade WJ：Clinical Ethice；A practical Approach to Ethical Decisions in Clinical Medicine（5th ed.）, 2002（邦訳：赤林朗他監訳：臨床倫理学（改訂第5版）；臨床医学における倫理的決定のための実践的なアプローチ、新興医学出版社、2006年）※Jonsenらのワークシートをもとに白浜改変

5）ミルトン・メイヤロフ著、田村真他訳：ケアの本質：生きることの意味、ゆみる出版、1987年、p.13

6）ギリガン・キャロル著、岩男寿美子監訳：もうひとつの声；男女の道徳観のちがいと女性のアイデンティティ、川島書店、1986年

7）ドローレス・ドゥーリー＆ジョーン・マッカーシー著、坂川雅子訳：看護倫理、みすず書房、2006年

8）ジーン・ワトソン著、稲岡文昭他訳：ワトソン看護論；ヒューマンケアリングの科学 第2版、医学書院、2014年、pp.51-52

9）ジーン・ワトソン著、稲岡文昭他訳：ワトソン看護論；ヒューマンケアリングの科学 第2版、医学書院、2014年、p.59

10）サラ・T・フライ、メガン・ジェーン・ジョンストン著、片田範子他訳：看護実践の倫理、日本看護協会出版会、2005年、p.30

11）厚生労働省：令和2年簡易生命表の概況
https://www.mhlw.go.jp/toukei/saikin/hw/life/ life20/ index.html（accessed 2021-11-19）

12）日本看護倫理学会臨床倫理ガイドライン検討委員会：医療や看護を受ける高齢者の尊厳を守るためのガイドライン（2015）
http://jnea.net/pdf/guideline_songen_2015.pdf（accessed 2019-12-03）

13）日本老年医学会：高齢者ケアの意思決定プロセスに関するガイドライン；人工的水分・栄養補給の導入を中心に（2012）
https://www.jpn-geriat-soc.or.jp/proposal/pdf/ jgs_ahn_gl_2012.pdf（accessed 2019-12-03）

14）厚生労働科学研究費補助金（長寿科学総合研究事業）高齢者に関する適切な医療提供に関する研究班、日本老年医学会、全国老人保健施設協会、日本慢性期医療協会：高齢者に対する適切な医療提供の指針（2013）
https://www.jpn-geriat-soc.or.jp/ proposal/pdf/geriatric_care_GL.pdf（accessed 2019-12-03）

15）厚生労働省：人生の最終段階における医療・ケアの決定プロセスに関するガイドライン（2018）
https://www.mhlw.go.jp/file/06-Seisakujouhou-10800000-Iseikyoku/0000197721.pdf（accessed 2019-12-03）

16）厚生労働省：地域包括ケアシステム
https://www.mhlw.go.jp/seisakunitsuite/bunya/hukushi_kaigo/kaigo_koureisha/chiiki-houkatsu/dl/link1-4.pdf（accessed 2019-12-03）

【ホッとコーナー】

1）ピーター・ドラッカー著、上田惇生訳：ドラッカー 365の金言、ダイヤモンド社、2010年

2）小泉吉宏：ブッタとシッタカブッタ3 なあんでもないよ、KADOKAWA、2003年

3）本田宗一郎：一日一話；"独創"に賭ける男の哲学、PHP研究所、1988年

4）星野富弘：鈴の鳴る道；花の詩画集、偕成社、1986年

第3章

こんな場面で
どうする
〜いかに振る舞うべきか〜

I

看護基礎教育で「何か変だな」
「これでいいのか」と感じること

II

日常診療における倫理的問題

Ⅰ 看護基礎教育で「何か変だな」「これでいいのか」と感じること

　皆さんは、看護学生としての学習活動をとおして倫理的に「何か変だな」とか「これでいいのか」と感じたことはありませんか。そんな時、どのように振る舞いましたか?

　ここでは、具体的な事例をとおして、いかに行動(振る舞う)すべきかについて、これまで学んできた倫理の理論や倫理綱領を手がかりにして考えてみましょう。

1 学内で経験した倫理的問題

　看護学生は、看護学を学んでいますが、日々学習する環境において道徳・倫理的な問題が起こっているかもしれません。例えば、尊厳が傷つけられた、不正行為を見た、身体的・精神的苦痛を受けた、セクシャルハラスメント、パワーハラスメントを受けた等が考えられます。

　皆さんは、学内における学習活動の中で、次のような体験をとおして「何か変だな」「これでいいのか」と感じたことはありませんか?

1 学生の尊厳を守る

　看護職の倫理綱領(以下、「倫理綱領」という。17頁参照)では、条文1で「看護職は、人間の生命、人間としての尊厳及び権利を尊重する」と謳っています。尊厳とは、モノのように価格をつけて売買することのできない、かけがえのない価値であり、人間であるという一点のみにおいてすべての人間に認められるものです。

◆ 事例1　教員に傷つけられた学生の尊厳

　明るく親切で友達も多い春子さんは、1年次から頑張って勉強していましたが、なかなかよい結果を出せず、毎年複数科目の再試験を受けて進級し、何とか卒業を迎えられるところまできました。春子さんの学校では、卒業式で答辞を読む人を学生間の推薦で決めていましたが、この年は春子さんが選ばれました。成績は上位ではなかったものの、努力していたことやクラスへの貢献度が認められたのです。

　そこで、春子さんは他の係が決まった学生と一緒に、学年担当の教員のところへ行き、自分が答辞を読むことになったことを報告しました。すると教員から、「えっ、あなたが答辞を読むの？　あなたはそれを了解したの？　自分の成績は知っているでしょう？　あなたが答辞を読むなんて。私、恥ずかしいわ」といった予想もしない反応が返ってきました。他の学生がいる前で、です。春子さんは、教員の言葉に驚くとともに深く傷つき、何も言えないまま立ち尽くすしかありませんでした。

　しばらくすると、その場に一緒にいた学生が「先生、それは春子さんに失礼だと思います。答辞は本人が読みたいと言ったんじゃなくて、クラスの皆で決めたことなのですから、選んだ私たちも恥ずかしいということですか？」と言ってくれました。それを聞いた教員は「別に皆がいいと言うのなら仕方がないけど……」と不満げな表情で答えました。

　その後、春子さんは一旦は答辞を読むことを辞退すると言ったものの、もしそうなれば教員の言った言葉を自分が認めてしまうことになるし、推薦してくれた友達にも失礼になると思い直し、勇気を出してやり遂げることに決め、卒業式では、立派に答辞を読むことができました。しかし、春子さんが教員から受けた心の傷は深く、卒業して看護師となった今もつらい思い出として残っているそうです。

①何が倫理的な問題か

　本事例は、相手の尊厳を尊重するという最も基本的な倫理が脅かされている例といえるでしょう。

　春子さんは成績が上位でなかったとしても、学則に則った卒業要件を満たしているのですから、基本的には何の問題もありません。何より、答辞を読む人を選ぶルールは、学生間の推薦で決めるということですから、教員はその結果を尊重する必要があります。この教員の場合、「答辞を読む人＝成績優秀」という固定観念から、「成績の悪い春子さんが答辞を読むなんて…」という偏見を抱き、それが「・・・恥ずかしい」といった心ない言葉として表出したのではないかと思います。しかも、他の学生がいるところで言われたことで、春子さんはさらに傷ついたことでしょう。

②どのように行動すべきであったか

　今回は、友達が勇気をもって反論してくれたこともあり、春子さんは心を奮いたたせることができ、立派に役割を遂行することができました。しかし、この教員のような態度と言動は、明らかに春子さんの人間としての尊厳を脅かすものです。

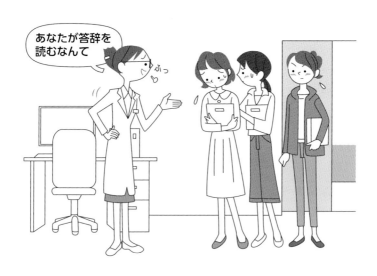

学生を育てる立場にある教員のこのような発言は倫理的に問題があります。しかし、これに類似するような事例は学内では他にもあるでしょうし、臨床現場でも、医師－看護師、医療者－患者関係において起こりうることです。そのため「尊厳を守る」ことについては、看護にかかわるすべての人たちが理解し、意識する必要があるのです。

③倫理的思考のポイント

○あなたが理不尽な理由で傷つけられた場合、我慢して黙るのではなく、たとえ相手と対立することになったとしても、自分の思いを言語化し、相手と話しあう必要があります。言うべき時に・言うべき場所で・言うべきことを言うことが大切なことです。

○もし、医療現場で同じような状況で、患者が傷ついている場合、自分の思いは相手に伝えてよいことをその人に説明します。それでも患者が自身で反論できない時には、あなたがその患者の立場に立って代弁しましょう。そうすることで、患者はあなたを自分の味方でいてくれる存在として信頼するようになるでしょう。

○人は誰でも、"何気なく発した言葉で相手を傷つけることがある"ということを認識しておく必要があります。それを回避するには、日頃から自分の価値観を意識しておくことです。例えば、人生の中で自分が大事にしていることを5つ挙げてみる――自分はどんな友達を好み、どんな友達を苦手としているのかといったことを書き出してみるのもよい方法です。一人の人間としての個人的な価値観を理解することで職業的価値観とのギャップに気づき、価値の調整ができるようになるでしょう。またそう意識することで、相手に対するネガティブな感情が生まれた時、相手にそれをフィードバックする前に自分と対話することで、感情を管理（コントロール）することができるようになります。

　本事例でいえば、「なぜ、この教員は春子さんが答辞を読むことを受け入れることができないのか」を考えてみるのです。教員は、クラスの代表として答

辞を読む人は、成績優秀な学生であるべきという個人的価値観をもっていたために、優秀な成績ではないと評価している春子さんが代表に選ばれたことに否定的あるいは不快な感情をもったのでしょう。しかし、教員という職業倫理に照らしてみた場合、答辞を読む代表は学生の推薦により選出するとしたルールを遵守することが求められ、教員が介入すべき問題でないことは明らかです。さらに、春子さんに対する自身の思いを他の学生の前で話したことで、春子さんの尊厳を傷つけており、これも教育者としての倫理に反しています。

こうした価値観は、本人が意識していないことが多く、ゆえに同じ状況が繰り返されるのです。

2 学生の安全を保障する

看護師は、診療の補助業務として、身体的苦痛を伴う医療処置を行うことがありますが、針を他者の身体に刺す注射や採血も身体侵襲を伴います。ここでは、医療倫理の原則である無危害の原則（42頁参照）と、倫理綱領（17頁参照）の条文6について考えてみましょう。

無危害の原則では、患者に害（身体的な損傷や苦痛、自律・自由・安寧の制限等）を及ぼすことを避け、避けられない時は害が最小になるよう最善をつくします。また、倫理綱領の条文6には「看護職は、対象となる人々に不利益や危害が生じているときは、人々を保護し安全を確保する」と謳われています。

◆ 事例2　採血の演習で感じた身体的苦痛

夏子さんは、学生間相互に静脈採血技術を習得する学内演習（採血モデルを使用することもある）で一朗君とペアになりました。一朗君は、初めての採血で緊張していたことに加え、夏子さんの血管が見えにくかった

ため、左前腕の静脈に1回刺しましたがうまくいかず、右前腕にもう1回の計2回、針を刺しました。夏子さんはとても苦痛だったので、本当は1回失敗したところで中止してほしかったのですが、一朗君に「申し訳ないけど、もう1回だけお願いします」と頼まれて断ることができず、「もう1回だけよ」と2回目をしぶしぶ受け入れました。2回目も失敗した時、教員は他の学生の指導で移動していたため、夏子さんが我慢していることを把握していませんでした。一朗君が「最後に、もう1回だけお願いします」と懇願したため、夏子さんは仕方なく同意しましたが、結局3回目もうまくいかず、2人は気まずい雰囲気になりました。

①何が倫理的な問題か

看護学を学ぶ授業形態には、講義・演習・実習があります。看護は、看護師が自分の身体を介して他者の身体に働きかける行為として成立しているものであり、その技術の基本を学内演習で学びます。演習における技術習得には、自分の身体を教材として提供し学生が相互に体験する、モデル人形やシミュレータを使用する、VTRやDVDの視聴覚教材をとおして学習する等の方法が

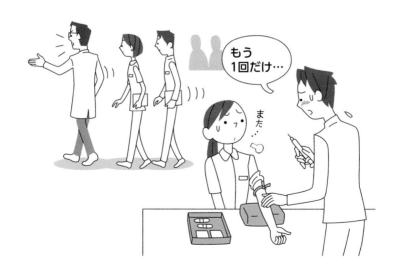

あります。採血の演習には、採血モデルの使用と学生相互間体験がありますが、後者の場合、針を使用することに伴う学生の緊張と身体侵襲のリスクがあるため、教員による学生の適切な学習支援が必要となります。

　本事例では、採血を失敗した相手にその後2回も実施していますが、その意思決定を学生に任せていることは倫理的に問題があるといえるでしょう。教員には、夏子さんが受ける身体的苦痛や不安だけでなく、一朗君が自身の失敗によって傷つく可能性があることに対して配慮する役割があります。夏子さんにすれば、失敗は「お互いさま」なのだから我慢しなければという思いから、本音が言いにくい場面です。

　では、どうすれば夏子さんの苦痛を最小にして、一朗君の学習ニーズを満たすことができたのでしょうか。

②どのように行動すべきであったか

　採血演習の場合、必ず教員がそばで指導しているはずですから、1回目でうまくいかなかった時には、一朗君と夏子さんの心理状態に配慮する必要があり、学生に意思決定を委ねることは適切とはいえません。夏子さんのように、身体を提供している学生は、採血技術の演習における成功体験を望む相手の気持ちがわかるため、自分の苦痛や不安について率直に表現することをためらうことも少なくありません。また、看護師役の学生は、一朗君のように採血をすることに神経を集中させており、患者役の夏子さんの心理を慮る余裕がないため、教員の適切な介入が必要です。教員は、一朗君が採血する前に、夏子さんの静脈が見えにくいことを確認した上で、血管損傷をさせない刺入角度や長さなど具体的な指導のほか、失敗した場合、夏子さんの苦痛や一朗君の不安に配慮し、最善の方法を選択するために話し合う必要があります。

③倫理的思考のポイント

〇採血など身体侵襲を伴う演習では、患者役の学生に苦痛を与えないことを最優先して実施しましょう。1回でうまくいかない場合は、必ず教員に相談しましょう。

○患者役の学生は、苦痛がある場合は我慢せずに看護師役の学生に率直に思いを伝えましょう。そうすることで、採血に集中している相手に気づいてもらうことができます。学内演習におけるロールプレイング（役割演技）は、患者の気持ちを理解するよい機会です。自分の体験を振り返ってみることで、実際の患者も自分と同じように医療者の処置やケアに苦痛を感じていても我慢しているかもしれないということに気づくことができるでしょう。

○臨床の場においては、看護師は患者を観察し、もしも苦痛を訴えることができていないことを察した場合は、確認した上でその思いを代弁する必要があります。

○教員は、看護師役・患者役の双方が不安な思いを抱えて採血技術を学んでいることを理解した上で、適切なタイミングで具体的な指示を与え、励ますことで学生の緊張を軽減することができ、結果的に採血行為によい影響を及ぼすことができるでしょう。

3 研究における自己決定とプライバシー

自己決定権やプライバシー権は、基本的な人権であり、個人の情報を取り扱う際には細心の注意が必要です（『個人情報の保護に関する法律』（以下、「個人情報保護法」）。倫理原則においては、自律尊重の原則（42頁参照）で自己決定を保障するためにインフォームド・コンセントが求められ、倫理綱領（17頁参照）では、自己決定の権利の尊重と擁護（条文4）、守秘義務の遵守と個人情報の保護（条文5）が謳われています。

これらは、医療倫理だけでなく、研究倫理においても遵守すべきことです。しかし、こうした倫理を守らない医療者や研究者もおり、そうした場合、不利益を被るのは脆弱な立場にいる人々です。

◆ **事例3　知らないうちになっていた研究協力者**

　秋子さんは、教員に「授業に関連することで少し感想を聞かせてほしい」と頼まれて、1時間程度のインタビューに応じました。その時、教員はそれを研究に使用することを説明しておらず、インタビュー内容を録音することについての同意も得ていませんでした。そのため秋子さんは、授業に役立てるためのインタビューだと思って協力したのですが、6カ月後に、ある雑誌の論文に自分が話した内容が掲載されていることを知って驚きました。

①何が倫理的な問題か

　秋子さんは、自分が知らないうちに、教員が行う研究の参加者になっていました。秋子さんは、インタビューの目的が研究であることを知らされることなく、論文を読んで初めて自分が研究参加者にさせられていることに気づいています。これは、研究倫理の基本原則である「人格の尊重」が守られていないことは明らかで、研究倫理に違反しています。

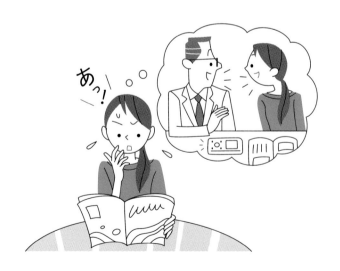

本事例の場合、研究者(教員)は、研究対象者(秋子さん)に、①研究目的(インタビュー内容・データ録音の有無)、②個人が特定されないための配慮、③プライバシーの保持、④研究に伴う不利益とその対処、⑤謝礼の有無、⑥研究成果の公表の有無、⑦研究参加を断っても教育上の不利益を受けない保障等について丁寧に説明する義務があります。その説明を聞いた上で、秋子さんは自由意思により、研究に参加するか否かを決定することができます。その際、インタビューは受けても録音はしてほしくないことやインタビューで話してしまった後でも録音から削除してほしいことがあれば、研究者に伝えることで秋子さんの意思は尊重されます。

　これは、研究参加者のプライバシーを保護する上で重要なことであり、研究者には誠実さが求められます。プライバシーは、自分の私生活に関する情報を誰にどの程度開示するかを自分で決めることであり、言い換えれば他者から干渉されない状態を要求する権利ともいえるでしょう。

　研究参加の有無においては、対象者の自由意思が尊重されなければならず、その参加を拒否したからといって、教育を受ける上で何ら不利益を被らないことを保障される必要があります。とくに、教員が計画した研究の場合、学生が断りにくいと感じてしまうことがあれば、強制力が働いたことになり倫理的に問題となります。

　現在、人を対象とする研究の実施にあたっては、2021年制定「人を対象とする生命科学・医学系研究に関する倫理指針」(文部科学省・厚生労働省・経済産業省告示)に沿って計画し、研究倫理審査を受け承認を得る必要があります。また、学会や論文等で公表する際には、研究倫理審査で承認を得た研究であることを記載することが求められます。

②どのように行動すべきであったか

　アンケート、インタビュー、実験等に参加してほしいと頼まれた場合、必ずその目的は何か、データはどのように活用されるかについて確認することが重要です。研究の場合、研究参加者に対しては研究協力の依頼文にもとづく

説明がありますので、研究倫理審査の承認とともに、内容を十分理解した上で自由意思にもとづく参加の有無を決定しましょう。説明がないあるいは不十分な場合は、質問して納得した上で研究参加の有無を決定しましょう。

　本事例の場合は研究倫理に違反していることになりますので、研究倫理委員会に相談するとよいでしょう。

③倫理的思考のポイント

○知る権利や自己決定、プライバシーの保護に対して敏感になる必要があります。自分自身の自己決定やプライバシーが守られていないことに気づいてそのままにしておくことはよくありません。なぜなら、そのように自分の倫理的問題に関心がない人は、他者に対する配慮も欠け、権利を擁護することが困難になる可能性があります。

○研究に参加することで最も重要なことは、それが自由意思によるものかどうかということです。また、「タスキギー事件」(39頁参照)のところでも述べたように、不利益を被りかねない研究の対象者として社会的・経済的弱者が選ばれることのないように配慮することが大切です。

○研究におけるデータは極めて慎重に取り扱われる必要があります。データの保管方法はもちろんですが、研究成果の公表においては、個人が特定されることのないようにプライバシーに配慮する必要があります。

4　公正・平等

　不正行為には、それを不正と思うか否か、人によって考えが分かれるような曖昧な内容が含まれます。例えば、欠席が授業時間の1/3を超えた場合は、単位取得のための試験を受ける資格が得られないという規則を例に考えてみましょう。この規則に対する不正行為としては、友達に代返を頼んだり、カードリーダーで出席確認をするところでは、学生証を友達に預けて読み取りを依頼したりするということがあります。こうした行為には問題がないと弁解する

学生がいますが、出席していないにもかかわらず出席したと申告することは学業不正にあたります。また、代返やカードの読み取りを依頼された学生は依頼した人間が考えている以上にそのことを不正行為と捉えており、協力することにストレスや不快を感じています。自身の良心に従って、不正に"かかわらない、巻き込まれない"ように注意することが重要で、巻き込まれそうになってもきっぱり断る勇気をもつことが、結果的に自分の身を守ることになることを意識しておく必要があります。

　また、重大な学業不正にカンニングがありますが、2011年に京大入試問題流失事件が起き、発覚後は社会的にも高い注目を集めました。19歳の浪人生が入学試験の時間中に携帯電話を使ってインターネットの掲示板に設問を入力し、読者に解答を求めて逮捕されるという前代未聞の事件でした。

　不正は誰が行っても許されないことですが、看護師は、倫理綱領の条文6に「看護職は、対象となる人々に不利益や危害が生じているときは、人々を保護し安全を確保する」とあり、患者が危険に晒されるあるいは不利益を被ることのないよう擁護する責任を負っています。看護師には、公平、平等といった正義の倫理に対する正しい認識が求められているのです。

◆ 事例4　カンニングの発覚

　総合大学で学んでいる冬子さんは、教養科目である心理学を他学部の学生と一緒に履修し、前期の試験を受けました。その際、後ろの座席に偶然、他学部の学生で同じサークル仲間の二郎君がいました。試験がはじまって40分くらい経過した頃、冬子さんは二郎君から小声で「答えを見せてくれ、答案用紙が見えるようにズラしてくれ」と言われました。冬子さんは最初は無視していましたが、何度も後ろから鉛筆で背中を突つかれたため、仕方なく答案をずらしました。その場面が教員の目に留まり二郎君のカンニング行為が発覚しました。

①何が倫理的な問題か

学内における学生の不正行為にカンニングがあります。カンニングとは学習課題を達成するために、許可されていない助けを借りるという学業不正の1つです。公正に試験を受けるだろうという教員の信頼を裏切ることです。カンニングの場合、発覚すると、停学、半期科目全部の単位不認定などの処分を受け、留年になる可能性もありますが、その場で確認がとれないと摘発ができません（現行犯）。実際、カンニングされた、カンニングを見たと言ってくる学生もいますが、それだけで摘発することは難しいのです。

二郎君の場合は、教員が不正行為の現場を目撃していますので、処分の対象になりますが、協力した冬子さんも本意ではないにしろ、答案を見せることを許可したことになり、これも不正行為とみなされます。

学業不正には、カンニングの他にも、他人の文章や語句を承諾なしに自分で考えた文章であるかのように用いる盗作があります。Webサイトにある他人の文章を無断でコピー・ペーストして引用することも盗作であり、重大な不正行為です。

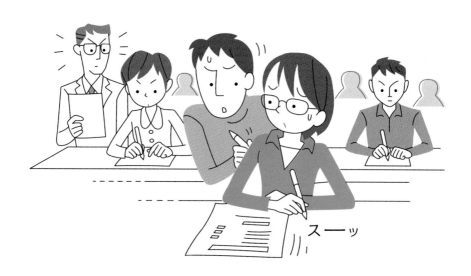

スーッ

②どのように行動すべきであったか

　冬子さんの場合は、答案を見せないと、その後のサークル活動で気まずくなるのではないかという不安から頼みを断りきれなかったのもかもしれませんが、カンニングはカンニングを行った当人だけでなく、それに協力した人にも責任があります。たとえ、友人関係が壊れることが予測できたとしても「No」と言える勇気をもちましょう。

　臨床の現場に置き換えれば、患者やその家族にとって不利益なことを隠したり、都合のよいことだけを伝えるのも不誠実で正しくない行為です。それを医師・先輩看護師・管理者など、「No」と言いにくい人に頼まれたからといって荷担することがあれば、後で後悔することになるでしょう。正しいことを行うためには、勇気が必要です。時には、誰かと対立することもありますが、それを恐れないことが大切です。人間関係で波風を立てたくないと思う気持ちよりも正しい行為をしたいという気持ちが上回ってはじめて、断るという行為を選択することができるのです。

③倫理的思考のポイント

○看護師は、倫理綱領の条文3にあるように、看護を必要とする人々との間に信頼関係を築き、その信頼関係に基づいて看護を提供する人です。不正行為をするということは、自分を人間として看護師として信頼してくれる人を裏切る行為であることを自覚しましょう。

○看護師としての自分を誇りに思えるためには、良心に従い行動することが重要です。善悪の判断は、周囲に流されることなく、自身の道徳心を基準にしましょう。

○不正行為にかかわらないこと、しようとする人を止めるためには、「No」と言える勇気をもち、対立することを恐れないことも必要です。

2 臨地実習で経験した倫理的問題

　実習という授業形態では、変化を特徴する医療現場の中で、患者と直接かかわることをとおして「看護現象」の意味について学びます。この授業形態において留意すべきは、患者の権利とともに学生の学習する権利を守る環境を整えることです。基本的には、患者に対するケアの責任は臨床側が、学生の学習に対する責任は学校側がその責任を負っています。これは、患者と学生に対して、善を為し、害を与えないということであり、最善を尽くすということです。

　とくに、看護の初心者である学生がケアをするにあたっては、患者の「最善の医療・ケアを受ける権利」を侵害しないような細心の倫理的配慮が求められます。また、実習を受け入れる臨床側は、無言の圧力がかからないように留意し、患者の自由意思を尊重する必要があります。事実、患者の中には、学生に受け持たれることで実験台にされたくない、利用されたくない、プライバ

ホッと
コーナー　善悪の判断

◎「善とは何か―人間において権力の感情と権力を欲する意志を高揚するすべてのもの。悪とは何か―弱さから生ずるすべてのものである」

　　　　　　　　（フリードリッヒ・ニーチェ『偶像の黄昏　反キリスト者』より）

◎「正しき人は最も平静なる心境にあるも、不正なる人は極度の混乱に満ち溢れる」

　　　　　　　　　　　（エピクロス『エピクロス―教説と手紙―』より）

◎「良いこともできなければかといって悪事に徹底することもできない人とは何もできない人間ということになる」

　　　　　　　　　　　　　　　　　　　　　（塩野七生『愛の年代記』より）

シーにかかわってほしくないという思いをもっている人がいます。そうした患者の権利を守る一方で、学生に対しても実習目標を達成できるよう、人的・物理的な学習環境を整えることが必要です。

1 患者の立場から考える

皆さんは、臨地実習の中で患者とうまく関係を築けないと思った経験はありませんか？　臨地実習も授業の一環として行われているわけですが、学内では自分のペースで勉強し、努力すればそれなりの学習成果をあげることができるのに対し、実習では患者中心であることが何よりも優先されます。

しかし、学生は自分が臨床という場にうまく適応できないと、頭では患者中心であるということを理解していても、実際は自分のペースで実習を進めようとする傾向があります。その結果、患者とかかわっているうちに、徐々に「何か変だな、うまくかみ合わないな」と感じるようになります。

受持患者は、実習目標に合わせて適切だと思われる人を臨床側と学校側で相談して選定していると思います。学生の受持候補者になった患者に対して、一般的に実習の目標、期間、内容、方法などについて文書と口頭で説明し、患者が同意することで受持患者に決定します。しかし、患者は学生と実際にかかわった段階で、身体的・心理的状態が変化し、辞退することがあります。

問題は、その理由です。患者の中には疾病が悪化し、学生を気遣う余裕がなくなったことから、学生の実習に支障をきたすと考えて辞退を申し出ることも少なくありません。このような場合、自分のかかわりに問題があったのではないかと自分を責める学生がいますが、そうではないということを学生が納得できるように指導者や教員は説明する必要があります。これは、実習という授業を進めていけるように、患者が学生に示した配慮として受け止めるようにしましょう。

一方で、受け持ちを辞退する理由が患者側でなく、学生にある場合があり

ますが、この場合は実習に臨む姿勢について十分に振り返る必要があります。

◆ **事例5　突然、爆発した患者の怒り**

　さくらさんは、糖尿病の生活指導が必要な田中さん（68歳・男性）を受け持ちました。さくらさんは、これまで学習した指導技術を使って、自分の実習期間中に田中さんを指導し、行動に移してもらうことを計画しました。その日から、睡眠時間を削りながらも頑張ってパンフレットを作成し、張り切って説明をはじめました。田中さんは、説明した内容に対して最初の頃は「そうだね」「ありがとう」と聞いてくれていました。ところが、指導をはじめて3日目、足の観察と清潔の必要性を説明している途中で、突然「もういいよ！　君が一生懸命教えてくれようとするのはわかるけど、聞いているとイライラする。君は何でも自分が説明すれば、患者は理解してすぐに行動できるとでも思っているのか。あれは駄目、これは駄目、ああしろ、こうしろと言われ続ける患者の身になってみたことがあるのか。もういい！　聞きたくない」と、それまで抑えていた怒りの感情を爆発させました。

　さくらさんは、その瞬間まで指導は順調に進んでいると思っていたので、ただただ驚いてしまい、ナースステーションに戻って泣き出してしまいました。

---

①何が倫理的な問題か

　さくらさんは、指導していた田中さんが怒りを爆発させてしまったこの体験から何を学ぶことができるでしょうか。本事例では、倫理綱領の条文1にある「人間としての尊厳及び権利を尊重する」と、条文3の「対象となる人々との間に信頼関係を築き、その信頼関係に基づいて看護を提供する」、さらに条文4の「人々の権利を尊重し、人々が自らの意向や価値観にそった選択ができるよう支援する」という点で配慮が足りなかったといえます。

さくらさんの指導が田中さんに対する「押しつけ」あるいは「親切の押し売り」になっていなかったかという点で振り返ってみましょう。まず、さくらさんの指導は、田中さんのためといいながら、実は自分の実習を満足させるための手段となっていたのではないかとも考えられます。指導における目標を田中さんと共有していないことから、その内容は田中さんのニーズに応える内容ではなかったといえるでしょう。学生は、実習期間は決まっていることもあり、患者のペースというより、自分のペースになりがちです。

　次に、指導方法についても田中さんの個別性や学習レディネス（学習を受け入れる準備状態）に合わせた工夫ができていたでしょうか。田中さんに対して、生活する中でどのような内容を、どのような方法で知りたいと考えているのかという確認が必要でした。

　看護は、自分がしたいことをするのではなく、相手の個別的なニーズに応えることです。また、指導を受ける側の田中さんの立場にたってみれば、指導されること＝自己否定されること、と感じたのかもしれません。指導する上でも、68年間生きてこられた田中さんの生き方や価値観を尊重する気持ちを言葉や態度で表したり、田中さんがもっている強みを支持したりすることが大

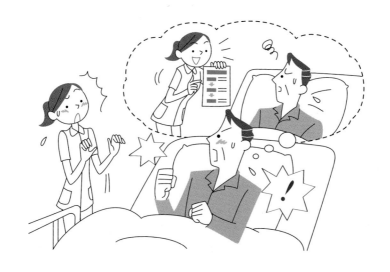

切です。指導をする前に、田中さんの自尊心を傷つけないように、十分コミュニュケーションをはかりながら、指導を共同作業とみなし、そしてともに計画を進める方法について検討する必要があります。

②どのように行動すべきであったか

さくらさんは、まず、糖尿病に関する生活指導の必要性を田中さんに説明し、指導計画の立案について提案します。田中さんの同意が得られたら、指導内容や方法にいかすためであることを説明して、田中さんの現在の生活状況やこれまでの生き方、これからの生き方を含め必要な情報を収集し、田中さんと一緒に具体的な計画を立てます。

その際、指導計画を進めていく上での要件として、さくらさんの実習期間について情報を提供します。指導がはじまったら、一番大切なことは田中さんの進歩を認め、それをフィードバックすることです。例えば、血糖値が改善された時は、「血糖値はまだ高いですね」と言うよりも「血糖値はだいぶよくなってきましたね」といった上昇表現を用いると効果的です。

指導に限らず、看護する上で大切なことは次の2点です。

・患者を外から眺めて判断した情報から指導計画を作成するのではなく、患者を生活者として理解し、相手の立場から考える習慣をつけましょう。これは、サービス業に従事する者にとっての基本です。

・指導計画は患者とともに進めます。つまり、看護計画は同意を得るのではなく、患者に提案し患者と共同で決定することが大切です。

これは、パターナリズム（46頁参照）に陥らず、医療倫理の4原則（42頁参照）の患者の自律性を尊重することにつながりますし、倫理綱領の条文1「看護者は、人間の生命、人間としての尊厳及び権利を尊重する」ことにほかなりません。

③倫理的思考のポイント

〇患者に拒否された時に、すぐに自分を責める、あるいは患者を責めるということのないようにしましょう。誰が悪いのかではなく、何が悪かったのか、あるいはどこに問題があったのかを明らかにします。拒否されることはつ

らいことですが、そこでリフレクション（反省的思考）することなく逃げ道を探すと、いつか行き止まりに突き当たることになるでしょう。

○患者に拒否される、強い拒絶にあう、さらには怒りをあらわにされる、ということには必ず何か理由があります。原因を相手に求める前に、自分の行為を冷静に論理的に振り返り分析する必要があります。そうすることで、その経験は、次の看護にいかせるレベルに高めることができるでしょう。

2 患者への忠誠・誠実

　臨地実習において、学生が患者から信頼を得ることが難しい要因として、未熟な技術により時間がかかる、痛みや不快を与える、打ち明けられた秘密の情報管理に失敗するといったことがあります。皆さんは、そのような経験はありませんか？

　看護に限ったことではなく、どのような人間関係においても信頼を築くには時間がかかりますが、それが崩れるのは一瞬です。信頼が100とすれば、それは一つひとつコツコツと積み重ねていくしかないのですが、崩れるのは一瞬です。ちなわち、100−1（不信）＝99ではなく0になることも少なくありません。だからこそ、日々の努力が求められるのです。学生と患者の信頼関係は、コミュニケーションを重ねながら徐々に築かれていきます。学生には、まず患者の信頼に応えられるだけの看護技術が必要です。未熟な技術は患者に苦痛、疲労、不快を与えることになり、無危害の原則（42頁参照）に反することになります。また、倫理綱領条文3の信頼関係の形成や条文7の「自己の責任と能力を的確に認識し、実施した看護について個人としての責任をもつ」ということにも反します。

　そうはいっても、看護の初心者である学生にとって、技術の未熟さに加えて「本物」の患者をケアすることには高い緊張を伴うでしょう。どれだけ患者を思う気持ちがあったとしても、やはり患者は未熟な技術に対しては、落胆し

たり、不安や不快を感じ、次回からの実施には慎重になります。ただし、学生は免許をもった看護師ではなく、学習として実習しますので、実習段階に応じて教員や看護師が支援します。この時学生に求められるのは、自分の行為が患者に及ぼす影響が害ではなく善となるようによく考えてケア計画を行うこと、適切な支援に対する謙虚さと実施する際の慎重さです。

　次に、「約束を守る（誠実・忠誠の原則）」ことができないことによっても患者からの信頼を失うことがあります。学生が頻繁に直面する倫理的ジレンマ（葛藤）ともいえるでしょう。例えば、約束した時間にケアができないということがあります。これは、学生は段取りが悪く時間がかかってしまうという理由のほかに、準備はできても指導に入ってもらえる教員や指導者の都合で実施を待たされるということも含まれます。学生にしてみると、せっかく準備しても実施に移せず、患者も「待ちぼうけ」状態になりますからイライラすることが多くなり、学生にケアしてもらうのは効率的ではないと感じ、関係がギクシャクすることもあります。

　また、患者は、学生に対して「他の人には絶対言わないでね（守秘義務）」という条件で、医師に対する治療方針等の不満や看護師にもっと配慮してほしいといった要望、禁止事項を破っている、リハビリや制限食を守っていない、処方された薬を服用していないというノンコンプライアンス等について打ち明けることがあります。患者がこうしたことを打ち明ける背景には次のような理由が考えられます。

・愚痴を聞いてほしいだけなので、それが医師や看護師に伝わっては困ると考えている。

・本当は医師や看護師に言いたいが、言いにくいので学生に話すことで間接的に伝わることを願っている。

・禁止事項を破っている自覚はあるものの、自分の思うようにしたいと考えており、学生は利害関係がないのでバレても影響はないと思っている。

　学生は、患者から知り得た情報で「言わないでね、黙っていてね」と言われ

ると、その情報管理をどのようにすればよいか困ってしまいます。また、言わないでという言葉の裏に隠された真のメッセージを読み取ることも容易ではありません。患者の秘密を守る（倫理綱領条文5）という価値と、患者の安全を確保する（倫理綱領条文6）といった価値は、学生にとってどちらも重要であり、ここで倫理的ジレンマに直面することになります。

とくに、禁止事項の実施は直接治療に影響を及ぼすことが考えられるため葛藤は大きくなります。このような場合、まず学生は担当教員か指導者等、信頼できる人に相談するほうがよいでしょう。患者の守秘義務を守ることも極めて大切なことですが、学生は患者に対するケアの責任を最終的に負うことはできません。それを負うのは臨床の看護師です。患者に対して安全で害を与えない治療を行っているつもりが、患者の判断で守られていないとしたらそれは大きな問題になりかねません。次に、事例をとおして考えてみましょう。

◆ 事例6　患者に打ち明けられた秘密

弥生さんが受け持った山田さん（56歳・男性）は心疾患をもっており、貼付薬と内服薬が処方されていました。弥生さんは山田さんとはコミュニケーションがとれており、よい関係が築けていると思い喜んでいました。

ある日のこと、山田さんは医師から「薬は飲んでいますよね？　思ったほど効果がでていないので、他の薬を考えてみます」と言われると「そうですか」と答えただけでした。その後、医師が部屋を出ていくと、山田さんは「実はね、さっき先生が言っていたあの薬さ、飲むとムカムカするし、あまり効いていないみたいだから本当は飲んでないんだよ。でもね、これは先生や看護師さんには黙っていてよ、あなただけしか知らないんだから」と言われ、驚いてしまいました。

弥生さんは、患者に「黙っていて」と言われていますのでそれを守る義務もありますが、学生としては、治療効果を正しく判断するためにも医

師は事実を知るべきだと考え、この情報をどのように取り扱えばよいのか
とても悩みました。

①何が倫理的な問題か

　処方された薬を服用していない山田さんが、そのことを医師や看護師には意
図的に知らせず、学生である弥生さんだけに打ち明けたということにはどの
ような意味があるのでしょうか。山田さんは医師からの質問には事実を隠し
ているのに、学生には自ら服薬していない事実を打ち明けているところに何
か意味がありそうです。山田さんの場合、症状に対する薬剤の治療効果を判
定するためには、真実を医師に報告する必要があります。それが、山田さん
が主体的に医療に参加することにもなります。しかし、山田さんは、そのこと
を隠していますので、弥生さんにとっては倫理上ジレンマを抱えることにな
ります。

　すなわち、弥生さんの立場から倫理原則にそって考えてみると、山田さん
との約束を守る、すなわち「守秘義務」という価値と、医療者として事実を知
らせるべきだという「善をなし危害を与えない」とする価値の対立があります。

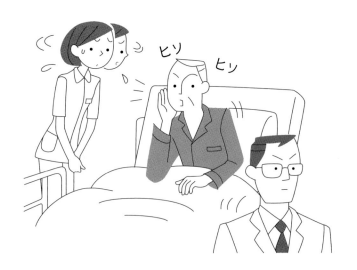

どちらの価値も弥生さんにとっては重要であり、選択する上でのジレンマを引き起こします。倫理綱領の条文5と条文6からみても価値が対立しているといえます。

②どのように行動すべきであったか

患者への守秘義務vs危害を与えない（症状を悪化させない）という価値の対立をどのように解決していけばよいでしょうか。まず、弥生さんは、山田さんに、なぜ自分には本当のことを言ってくれたのに、医師には事実と違うことを言ったのか、その理由を率直に聞いて、可能であれば医師に事実を伝えたほうがよいことを勧めます。

それでも山田さんから言わないという返答があった場合は、その答えも含めて、教員か指導者等の信頼できる人に相談しましょう。倫理綱領条文5では「守秘義務を遵守し、個人情報の保護に努めるとともに、これを他者と共有する場合は適切な判断のもとに行う」と謳っていますが、学生には適切な判断を下すのは難しいでしょう。加えて、学生は、授業として実習しているのであり、患者に対するケアの責任をとることはできません。したがって、基本的に患者の治療や療養生活に影響を及ぼす情報に関しては報告しましょう。山田さんの場合も、治療効果を判定するために処方されている薬ですので、医師が事実を知ることのほうが最終的には山田さんの利益につながると考えられます。

ただし、弥生さんが約束を破ったことがストレートに山田さんに伝わると信頼関係が崩れてしまいます。信頼できる教員や指導者であれば学生の学習者としての権利も守れるよう十分に配慮して対応してくれるでしょう。心配な場合は、その後の山田さんへの対応の仕方についても説明してもらいましょう。

③倫理的思考のポイント

倫理的ジレンマが生じる問題ではありますが、学生としてとるべき方法は1つです。

○患者の真意を汲み取る努力をした後は、信頼できる人に相談しましょう。

○どのような選択をすることが最終的には患者の利益になるのかということを考える必要があります。このような事例に遭遇したら、患者の利益を守りつつ、信頼関係を損なわない対応について、教員や指導者・医師等とともに学びましょう。

3 学生の安全

　臨地実習では、患者に危害を与えるようなことがあってはならないのですが、学習者である学生も不利益を被ることがないように、学習者としての権利を保障される必要があります。

　臨地実習において、学生が被る可能性がある害や不利益には次のようなことが考えられます。

・身体的暴力を受ける

　患者による暴力は、患者の身体的・心理的状態が安定していない時に、症状の1つとして現れることが多く、学生がその被害の対象となることがあります。暴力性が高い患者を学生の受け持ちにすることはないと思いますが、受け持ちでなくても不意に暴力を受けることもあります。暴力性が予測できる場合、学生は自分が被害者にならないように対策を講じるとともに患者を加害者にさせないために細心の注意を払いましょう。また、暴力を受けた場合は程度の差にかかわらず教員や病棟の責任者に報告しましょう。

・言葉の暴力を受ける（パワーハラスメント）

　暴力には、身体的なものだけでなく、言葉の暴力、暴言もあります。これは、患者から向けられることもありますが、教員や指導者をはじめとする医療スタッフから受けることもあります。とくに、医療スタッフの「この学生ったらこんなことも知らないのよ、ハハハッ」「何もできないくせに、邪魔よね」「どんな教育を受けているのかしら」といった人格を否定されるような心ない

言葉に学生は深く傷ついてしまうこともあります。

　このような理不尽な暴言に対しては、学生だからといって我慢する必要はありません。どこまでが許容される注意や忠告でどこからが暴言なのかということについては、その場の状況や当事者との関係性も影響してきますが、自尊心を傷つけられた場合には正当に抗議しましょう。倫理綱領条文1の「人間としての尊厳及び権利を尊重する」というのは、患者だけでなく、人間として誰もが例外なく保障されるものです。暴言を受けた場合、自分を責めたり、黙したりせずに、まずは、信頼できる教員や指導者に相談して状況を変えていくように行動を起こしましょう。なかには、互いの言い分を聞いてみると単純なミスコミュニケーションが原因である場合もあり、話し合うことで解決することも少なくありません。

・セクシャルハラスメントを受ける

　患者や家族、教員、医療スタッフ等から受ける可能性がないとはいえません。身体を触られる、性的な言葉をかけられるなど、もしも被害にあった場合には、すみやかに信頼できる人に相談して適切に対処しましょう。ほとんどの学内や病院には、セクシャルハラスメント委員会や人権擁護委員会等が設置

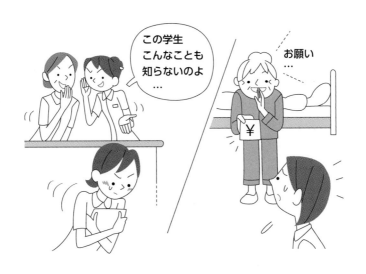

されていると思いますので、しかるべき対応をとりましょう。実際に、学生がセクハラを受けて委員会に被害届を出して審議された結果、セクハラ行為をした人は処分され学生の安全は守られたという事例もあります。

・金品を受け取る

　臨地実習は、学習の場を臨地（医療機関や行政機関等）に移して行われる授業です。学ばせていただいていることをしっかりと説明し、感謝の気持ちだけ受け取りたい旨を患者に伝えて、金品を受け取ってはいけません。なかには、強引にポケットに入れる患者もいるため、病室で何度もやりとりをすることが他の患者への影響から好ましくないと判断した場合や、患者との関係が壊れるのではないかと心配になって、やむを得ず受け取ってしまうこともあるかもしれません。そのような場合、その時の状況を教員や指導者に報告しましょう。教員や指導者は、学生自身で金品を辞退することが難しいと判断した場合は、代わりに事情を説明して患者の気分を害さないように返してくれるでしょう。なかには、「感謝の気持ちでくれるのだから、もらってもいい」と考え、お金を受け取って報告しない学生がいて、それが後になって教員や指導者の知るところなり問題になった事例もあります。患者は、医療費を支払って療養生活を送っているのであり、学生の実習にはその目的を理解するがゆえに協力してくださる存在です。その患者から金品を受け取るような看護を自分は行えたと考える学生がいることは残念です。

　確かに真摯に自分に向き合い、誠実にかかわってくれる学生に感謝の気持ちをもち、それを形で表したいと思っている患者がいるのも事実です。しかし、教員が実習の目的について丁寧に説明し、気持ちだけいただきたいことを伝えると、ほとんどの患者は「そうですね、学生さんも受け取れないと言ったのを無理に渡したんですよ。でも、そうした教育を受けているから立派な看護師になるのでしょう」といった言葉とともに、戻した金品を快く受け取ってくれます。

KEY WORD 用語解説

セクシャルハラスメント（sexual harassment）

　「性的嫌がらせ」のことで、一般的に「セクハラ」と言われます。女性が男性から受けるだけでなく、男性が女性から、また、同性間においても成立します。これは、1970年代の初めに米国で生まれた造語で、学校や職場などで職位を利用し、上位の者が下位の者に対して、相手が望んでいないのに（意に反して）、性的な言葉や行為をとおして不快あるいは不安な状態に相手を追いこむことです。

　注意すべきは、どのような言葉や行為を不快に感じるかは、受け取る側によって個人差があるため、それらを厳密に規定することは難しいということです。具体的には、就職の内定と引換えにした性的な行為の強要、学校や実習病院における単位認定と引換えにした性的な言動、職場で昇進を条件にした性行為の強要等があります。セクハラを受けたと感じた場合は、各学校や職場に設置されている人権擁護委員会やセクハラ対策委員会等にすみやかに相談しましょう。

パワーハラスメント（power harassment）

　職場や学校において、権力（power）や地位（position）を利用して、正当な業務の範疇を超えて繰り返し人の尊厳を傷つけたり、不当に人権を侵害して不快や不安を与える行為をいいます。大学内においてとくに問題なのはアカデミックハラスメント（academic　harassment）です。これは、学内で主として職位の高い教授や准教授がその権力（上下関係）を利用して、助教や大学院生・学生に対して行うさまざまな嫌がらせの言葉や行為を指す用語として、1990年代後半から使われるようになりました。アカデミックハラスメントは、学生や大学院生に向けられるものと下の職位にある教員に向けられるものがあります。学生や大学院生に対するハラスメントの例としては、授業を受けさせないようにする、他の人がいる前で人格を否定する、論文指導をせず提出できないようにする、学生のプライバシーを公表する、就職や進学活動において不利な扱いをするといった行為があります。また、教員に対する例としては、昇進における差別、授業中に学生の前で罵倒する、研究を妨害する、退職を勧告する、仕事をとりあげていづらくさせる等があります。このような被害を受けた時も、各学校や職場に設置されている人権擁護委員会やパワーハラスメント対策委員会等にすみやかに相談しましょう。

◆ 事例7　学生が受けた看護師の暴言

　百合子さんが急性期実習で配置された外科病棟は、学生が実習すること に関心がないようでした。なかでも鈴木指導者は学生に冷たく、朝「おは ようございます」と挨拶しても無視されます。わからないことを質問する と「そんなことも知らないで実習しているの？　患者さんが迷惑するわ よ！」と言うだけで、具体的な指導はしてくれません。朝、実習開始にあ たり、1日の計画を発表すると「何これ、ちっともわかってないじゃない の！」と言って百合子さんの実習計画書を床に放り投げてしまいました。 百合子さんは、自分は未熟だとは思っていますが、学習者としての権利 が保障されず、鈴木指導者から毎日受ける言葉の暴力に深く傷ついてい ました。

①何が倫理的な問題か

　看護師は専門職であり、後輩を育てることも専門職の役割です。鈴木指導 者のように、学生を無視し、具体的な指導をしないという態度は、明らかに 倫理綱領10条「看護職は、より質の高い看護を行うために、自らの職務に関す る行動基準を設定し、それに基づき行動する」ことに反しており、倫理上の問 題があるといえます。また、学生の実習計画書を床に放り投げるという行為は 倫理綱領13条「看護職は、常に品位を保持し、看護職に対する社会の人々の 信頼を高めるよう努める」の品位に欠けています。本来、百合子さんの学習を 支援すべき立場にある鈴木指導者の行為は、実習という授業の成立を妨げ、 学習者としての権利を侵害していることになります。

　看護師として役割モデルにふさわしい素晴らしい看護師もたくさんいます が、残念ながら鈴木指導者のような人がいることも事実です。このような看護 師はその人自身が学生時代に大切に育てられてこなかったのでしょう。

　人をケアするためには自分自身がケアされた体験をもっていることが大切で

す。中には、自分と同じような体験をさせたくないと考えて、後輩を大切に指導できる看護師もいますが、自分が体験していないと、どのようにかかわればよいかわからないという看護師も少なくありません。ゆえに、看護学生は大切に育てられる必要があるのです。百合子さんに対する鈴木指導者の言葉の暴力は許容範囲を超えて、パワーハラスメントです。そもそも人としての品格に欠けている看護師が学生の実習指導担当者になるというのは、学生にとって不利益を被ることであり、問題であり、教員と病棟管理者が話し合い、早急に解決すべきであると思います。

②どのように行動すべきであったか

　鈴木指導者から受けた暴言について、事実を記録しておきましょう。百合子さんが、自分から「どうして適切な指導をしてくれないのですか」「私はあなたの言葉で傷ついています」と伝えるのも1つの方法です。しかし、学生の立場で鈴木指導者に率直に自分の思いを表出することが難しい場合、すみやかに信頼できる教員に相談しましょう。学生の学習に責任を負っているのは教員ですから、適切な対応をしてくれるでしょう。しかし、時に、教員に対しても同じような態度をとる看護師がいますので、そのような場合、実習科目の単

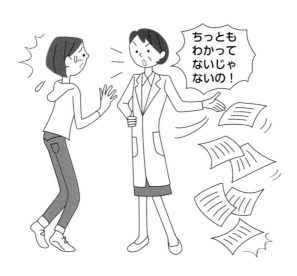

位責任者に相談しましょう。

　また、指導者のみに非があるのではなく、学生にそもそもの原因がある場合（例えば、態度が悪いなど）もありますので、教員は双方の言い分を公平に聞く必要があります。いずれにせよ、指導者の言動の真意を知らなければ百合子さんのストレスは増すばかりですので、確認する必要があります。

③倫理的思考のポイント

○看護師は看護職の専門性を高めると同時に個人としての品性を常に高く維持することが求められます。専門性が品性を育てるというよりも看護師の品性が看護教育や看護実践に反映されるのだということを常に意識してください。

○他者から理不尽な態度をとられた際、「自分さえ我慢すれば……」と考える人がいますが、これは間違いです。合理的な理由なく、必要以上に我慢したり、自分を責めることは、強いストレスとなり健康を害することになりますので、冷静に状況を分析する必要があります。

看護師の人格こそが
看護ケアの効果を測る、
無形ではあるが最善の尺度となる。
看護ケアの質は、
看護する者の質によって左右される。

（ヴァージニア・ヘンダーソン著、稲田八重子訳：新版・看護の本質　看護学翻訳論文集Ⅰ、現代社、1996年、p.26[1]）

4 個人情報の取扱い

　患者の個人情報やプライバシーを保護し、守秘義務を守ることは学生の実習においても厳しく問われています。例えば、実習記録の取扱いでは、記録の紛失(コピー機の中に原本を置き忘れる、電車やバスの中に記録物やメモ帳を置き忘れる、落とす等)や、終了後の取扱い(個人情報が書かれた記録物はシュレッダーで破棄する)には厳重な注意が必要です。

　記録物以外で問題となるのは、学生間で個人情報を話題にすることです。バスや食堂、自宅など、患者の話をする必要がない場所で話題にしてはいけません。

　また、SNSを使用した情報の取扱いについても厳重な注意が必要です。学生の中には固有名詞を使用していないから問題ないと考える人がいるようですが、実習病院のどこで撮影したのか特定できる写真を投稿したり、実習のエピソードを掲載するなどという行為は、厳に慎まなければなりません。投稿した記事は、その時点で読み手の解釈に委ねられるため、「そんなつもりじゃなかった」と思っても、取り返しがつかないこともあります。患者だけでなく、患者の家族や知り合いが偶然読んで、実習病院や大学に「情報管理ができていない」と連絡してくることも少なくありません。

　実習は学生が個人的に病院と契約しているのではなく、学校と病院との契約によって行われているものであることを常に意識しながら、品行を保つ必要があります。自分で責任を負えないことに関しては、慎重に行動するようにしましょう。

> ### ◆ 事例8　実習記録の紛失
>
> 　桃子さんは、自宅から実習病院まで90分かけて通っていました。電車は1回乗り換えるだけでよく、朝は早いので座席に座ることができます。実習が2週目に入ると患者へのケアができるようになり、記録の量も増え

てきました。桃子さんは、実習オリエンテーション時の注意事項として、病院と自宅以外で実習記録を開いてはいけない、ましてや電車の中で記録を開けたり書いたりしてはいけないことを聞いていました。

　しかし、前の晩に疲れて寝てしまい当日の計画がまだ書けていなかったため、つい電車で記録を書きはじめてしまいました。30分くらいで記録を書き上げたところで安心して寝てしまい、目的の駅に着くと、実習記録をカバンから出したままになっていたことをすっかり忘れてカバンだけを持って電車から降りてしまいました。桃子さんが実習記録を紛失したことに気づいたのはユニフォームに着替え終え、病棟に持っていくためにカバンの中を探した時でした。

①何が倫理的な問題か

　桃子さんが、実習で知り得た患者の個人情報を第三者の目に触れるところに置き忘れたことは重大な倫理上の問題です。現在では、どこの学校でも実習記録への記載は、個人が特定できないように、氏名は名前と結びつかないアルファベットを用い、年齢は年代のみとする、住所、連絡先等は記録しない

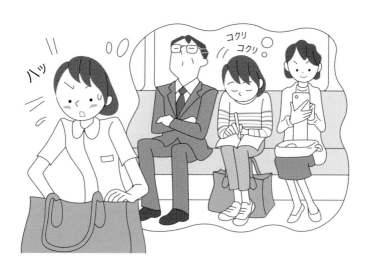

などの対策をとっています。2005年4月1日に個人の権利や利益を保護することを目的とした「個人情報保護法」が施行され（2015年「改正個人情報保護法」（改正法）が成立）、個人情報の保護とプライバシーが見直されました。

その基本理念として、個人情報は、個人の人格尊重の理念の下に慎重に取り扱われるべきものであり、その適正な取扱いがはかられなければならないとされています。病院はこの法律の適用を受けており、厚生労働省が公表した「医療・介護関係事業者における個人情報の適切な取扱いのためのガイドライン」を遵守するよう求められています。ここでいう「個人情報」には、診療録（カルテ）、処方せん、手術記録、看護記録、紹介状等、患者個人が識別できるものはすべて含まれます。看護師は、保健師助産師看護師法第42条の2において、「正当な理由がなく、その業務上知り得た人の秘密を漏らしてはならない」とする守秘義務を規定しています。

②どのように行動すべきであったか

桃子さんが、鉄道会社に紛失物の届けを出したところ、実習記録に学生の氏名が書いてあったこともあり、本人に戻りました。そして運のいいことに記録物の中から紛失ページはありませんでした。しかし、個人情報を扱う実習記録物はもっと慎重に取り扱われる必要があり、電車の中で記録を書くことは不特定多数の人の目にふれる可能性がありますので、絶対にしてはいけないことです。電車の中で記録を書いたり、それを置き忘れたりすることは、実習に協力してくれている患者に対して無責任な行動をとったことになり、意図的ではないにしろ、結果的に信頼を裏切ることになります。それは、学生個人や学校の問題にとどまるだけでなく、患者情報の管理責任を負っている病院に対しても多大な迷惑や損害を与える可能性がありますので細心の注意を払う必要があります。

記録は、自宅を出る前までに書いておくべきですが、どうしてもそれができなかった時には、正直にその理由を教員や指導者に伝え、次の対策を考えましょう。記録は後でも書けますが、紛失した記録や信頼を取り戻すことが容

易ではないことは自明の理です。

③倫理的思考のポイント

○個人情報を扱う際には、細心の注意を払う必要があります。禁止事項は厳守しなければいけません。

○これくらいは問題ない、自分は大丈夫といった過信は禁物です。万が一のことを考えた行動を心がけましょう。自分で責任を負うことができないことについては、とくに慎重でなければなりません。データの所有者である患者やその管理責任を負う病院の立場にたった行動をとりましょう。学生であっても患者からみたら医療を提供する側のチームの一員であるという自覚をもちましょう。

Ⅱ 日常診療における倫理的問題

1 患者が置き去りにされる医療

　わが国で臨床倫理についての関心が高くなったのは比較的最近のことです。その背景には、患者の権利意識の向上、インフォームド・コンセントの普及、個人情報保護法の施行など、医療倫理に関する社会の関心の高まりがあります。ここでは、看護師が日常診療の中で遭遇しやすい倫理的問題について考えてみたいと思います。

　患者は、常に不安と希望の間を行ったり来たりしながら療養生活をしており、医療者の言動によって癒されることもあれば不安が増大することもあります。患者の不安を緩和するべき看護師が不安を大きくさせることがあってはいけないのですが、日常診療においてはそうした場面も少なくありません。

1 患者に対する医療者の配慮

　患者中心の医療と言われながらも、医療の現場ではいまだ医師が中心にいると思われる言動があります。とくに、特定機能病院や大病院では、高度先進医療を行っていることが多く、患者は自分が受ける医療に対して期待と不安をもっています。したがって、医療者は、自分の言動には十分注意することが必要ですが、実際の医療現場では、いまだに患者に対する医師の配慮不足から倫理的な問題が生じることがあります。

> ◆ 事例9　医師と看護師の配慮不足
>
> 　前田さん（38歳・男性）は、腹部の手術を受けました。前田さんは、術

前から自分の病気や術式等についてインターネット等で調べており、ある程度の知識をもっていました。手術後、複数の医師が回診した際、前田さんの前で先輩医師が若い医師に対して「この創部の処置の仕方はこれでよかったの？　もっと勉強したほうがいいな」と言い、若い医師は「はい」と答えただけでした。前田さんは、急に自分の創部の処置の仕方が間違っているのではないかと思い、とても不安になりました。この回診には、看護師もいましたが、前田さんの不安な表情に気づくことはありませんでした。前田さんは、自分が1人取り残された気がして、とても不安になりました。

①何が倫理的な問題か

　前田さんを不安にさせたこのような場面には、現在も日常的に遭遇します。患者にとって、回診は自分の身体状態に関するアップデートな情報を医師から得られるのではないかという期待をもたせてくれるものですから、医師たちが話すことに強い関心をもって聞いています。そのような場面で、若い医師に対する先輩医師の発言は、手術を受けて順調な回復を願っている前田さん

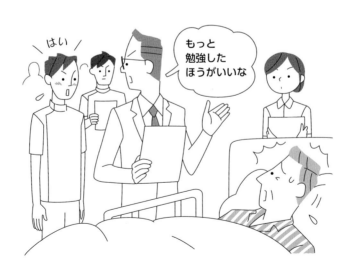

の不安を増大させ、配慮を欠いたものでした。

この発言をしている時の医師にとって、前田さんの存在は1人の人間というより創部の教材としてしか見えていなかったのかもしれません。すなわち医師の関心は、病を体験している生活者としての前田さんではなく、創部がある"部分"に向いていたのです。

この時看護師は介助についていましたが、前田さんが医師たちの会話の後にどのような反応をしたのかを観察できていませんでした。そのことにより、看護師は前田さんの気持ちを代弁する機会を失ってしまったことになります。つまり、医師の軽率な発言から患者に不安（害）を与えたこと、患者の最善をはかる善行のため、看護師による患者の気持ちの代弁もなされなかったこと、この2つの意味で問題となります。

②どのように行動すべきであったか

日常とは異なる場で療養生活を送らなければいけない患者の不安を軽減する立場にある医療者がこのようなことを日常的に繰り返しているようでは、専門職者としての意識が疑われます。しかし、残念ながらこのような例は少なくないのです。

まず、医師は前田さんに配慮した発言をすることに対してもっと注意を払う必要があります。自分が患者の立場だったらと考えるだけでも対応は大きく変わってくるでしょう。従来、医師は医学教育の中でコミュニケーション技術についてはほとんど学習しておらず、経験をとおして身につけてきました。

しかし、社会における倫理的関心が高まるにつれて、医学教育のあり方も見直され、患者—医師関係の形成を目的として、模擬患者を導入するなどコミュニケーション教育が強化されるようになりました。しかし、まだ教育の成果は実践に反映されているとはいえません。また、基礎教育でコミュニケーションの重要性を説いても、実習や現場における先輩医師の言動から受ける影響のほうが大きい場合もあります。倫理的行動には、患者の権利を守り、

それを支援すること、患者の価値を尊重すること、人間としての尊厳を守り、人を人として大切にするということが求められています。この事例では、前田さんを1人の人間として遇するという基本的かかわりが必要(倫理綱領条文1)です。

また、看護師は、医師がこうしたかかわりをしていない場合には、前田さんの立場から代弁者としての役割(倫理綱領条文6)を果たす必要があります。前田さんの表情を観察し、その変化に気づくことができれば「前田さん、医師に何かお聞きになりたいことや確認したいことはございませんか」という言葉かけもできます。それによって、前田さんは、自分の疑問や思いを医師に伝えやすくなります。患者の尊厳を守ることは看護師にとっての重要な役割です。そのため、医師や看護師には、毎日の細やかな配慮を続ける努力が求められているのです。

③倫理的思考のポイント

○医師や看護師による不適切あるいは配慮に欠けた態度が患者の尊厳を傷つけることに対する想像力をもつ必要があります。

○多忙で緊張が続く現場では、患者に対する配慮が欠けることもありますので、互いに率直に意見を言い合える風土を醸成していくことが求められます。

> ### ☕ ホッと コーナー　看護とは
>
> ◎「看護とは、患者さんに自分でできるだけの体力、知識、意志力があれば看護師は手を貸す必要はない。患者からできるだけ手を離していけるようにすることだ」
>
> 　　　　　　　　(ヴァージニア・ヘンダーソン『看護の基本となるもの』より)

　個が確立している欧米と比較してわが国では、患者自身のことでありながらも家族の意思が優先されたり、集団による意思決定がされる傾向があります。それは、文化の違いとも言えますが、最も優先すべきは患者の意向であることを再認識する必要があります。

　がん患者に対しては、以前に比べると、本人に直接、病名や予後、治療の選択肢などについ説明するようになってきています。しかし、現在も、倫理的問題の事例として多く取り上げられているのが、患者と家族の意向の違いに関する看護師のジレンマです。

> ◆ **事例10　患者より優先される家族の意向**
>
> 　吉田さん(42歳・男性)は、体調不調のため入院して検査を受けたところ、進行性の末期がんと診断されました。医師は、吉田さんが検査を受けている段階で、妻から「結果が出たら先に私に教えてください」と言われていたため、診断がついた時点で先に妻だけに説明しました。
>
> 　説明を聞いた吉田さんの妻は、「夫は末期がんだと知ったら、ショックで生きる意欲をなくしてしまうから絶対に言わないでください。治療は最後までできることはすべてやってください。お願いします」と医師に強く頼みました。医師は、妻に対して吉田さんも知ることを望んでおり、知らせるべきだと言いましたが、妻の態度は変わりませんでした。その後も、何度か話し合いをしましたが、妻の意思は変わりませんでした。
>
> 　医師は、仕方なく吉田さんには事実と異なる病名を説明しました。吉田さんは「私はがんじゃないんですか？　本当のことを教えてください」と看護師や医師に質問することもありましたが、それには、「いいえ、がんではありません」と答えるようになっていました。
>
> 　看護師は、吉田さんに本当のことを説明し、偽りのないところで家族

と医療者が協力して残された人生を支えるべきではないかと考え、妻に
「ご本人も真実を知りたいと言われていますし、お話しませんか」と何度か
言ってみましたが、「いいえ、話さないでください」という言葉を繰り返す
だけでした。

①何が倫理的な問題か

　本事例では、吉田さんの知る権利が侵害されています。患者に検査結果や
診断を知らせるようにはなってきましたが、患者よりも先に家族に説明する
ことも少なくないようです。本事例でも、妻は、吉田さんが検査を受けてい
る段階で、本人より先に説明してほしいことを医師に頼んでいます。

　しかし、今回のように家族が患者本人に真実を伝えないという意向を示し
た場合、その後の状況は難しくなる可能性が高くなります。

　2人に1人が「がん」になる現在、患者の知る権利を奪うことは余程の事情が
ない限りあってはならないことであり、倫理的に問題です。吉田さんは、自
分のことは知りたいという意向をもっていますので、伝える方向での努力を
続ける必要があります。

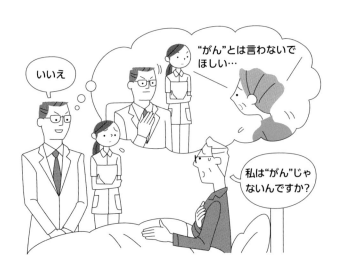

成人の場合、その多くは真実を伝えるか伝えないかではなく、どのように伝えるかが問題です。吉田さんの妻のように真実を伝えることで希望がなくなるという考え方もありますが、伝えないことで残された時間をどのように生きるかということを選択する機会を奪うことは重大な問題です。家族が「患者本人に言わないで」と言う場合、患者のことを思って言っていることもありますが、自分自身が患者と向き合うことを避けたいという気持ちがあることも否定できません。

②どのように行動すべきであったか

　吉田さんのように、真実を知りたいという意思を表明している場合は、自律尊重の原則(42頁参照)および倫理綱領条文4(18頁参照)に基づいて真実を説明する方向で家族との話し合いをもつべきです。この話し合いの場をもつことこそが重要で、こうした場をもつことなく安易に「知る権利」に則って真実を告げ、本当に吉田さんが生きる意欲を失ってしまうことがないように配慮することも必要です。

　また、その話し合いには、必ず看護師が同席し、看護の視点から吉田さんのQOL (quality of life)を考慮した意見を述べることが重要です。

　看護師は、まず、妻の話を傾聴し、混乱や葛藤を受け止め信頼関係を築くことを優先したほうがよいでしょう。その上で、吉田さんに知らせたくない自分の感情と向き合うことができるよう支援することが大切です。妻が医療者は自分を理解しようとしてくれていると思えるようになれば、一人で重い荷物を背負うことなく、心情を率直に語ってくれるようになるかもしれません。

　妻へのケアを続けることで、吉田さんに真実を説明することへの同意が得られた場合は、どのような説明方法がよいのか、説明後に予測される吉田さんの反応に対する対応などについて、話し合っておく必要があります。人は、誰でも必ず死ぬことはわかっていても、自分の身にそれが具体的にふりかかるまでは他人事のように捉えているものです。ゆえに、自分の身に起きていることを知った後は、しばらくはショックで平静を保てないかもしれませんが、

そうした吉田さんの心の揺れにつきあいながら支援することこそが、看護師に求められている役割ではないでしょうか。死ぬことへの恐怖はあるでしょうが、真実を知らされずに不安に怯える毎日を過ごすこともつらいことではないでしょうか。

③倫理的思考のポイント

○最も尊重すべきは患者の意向です。患者が真実を知ることを望む場合、個別性を考慮し、必要に応じて家族と話し合う機会を設けましょう。

○家族には、「患者は、自身の診療記録の開示を含め診療情報を知る権利と知りたくない情報を知らされない権利」があり、本人の意思を尊重した上で支援体制を整えることが重要であることを説明しましょう。

○真実を知らせないことを決断するということは、患者に正直でないことを選択するということであり、誠実でない自分(医療者・家族)とも向き合わなければならないことを覚悟した上でかかわることが求められます。

○家族をケアすることが、結果的に患者のケアにつながることを知っておく必要があります。

3 医療者に求められる想像力

　医療における倫理を考える上で最も重要な要件とは、医療者の人間性といえるかもしれません。どれだけ情報処理能力が高かったとしても、人間としての深みがなければ相手の立場で考える想像力は欠如し、患者中心の医療を実現することはできないでしょう。

　病を経験するなかで不安を抱えている患者を安心させることができるのは、医療者の徳、人間性にかかっているといえるでしょう。業務の効率性や合理性が重視されている医療現場では、患者のそばにいて、患者を理解し、寄り添うためには強い意志と努力が求められます。

　患者中心の医療が叫ばれる中でも、現実には無神経な医療者による配慮に

欠けた医療が行われていることもあります。こうした医療者の存在が、患者の医療不信を招く大きな要因になっているのではないでしょうか。

◆ **事例11　モノのように扱われる患者**

　田中さん（78歳・男性）は、前日転倒した際に、下腿に創ができたため、その部位を診察してもらうために他科を受診し、ベッドに臥床していました。田中さんには難聴があり、そのことはカルテに記載されていましたが、診察にやってきた医師は、田中さんに声をかけることもせず、イライラした様子でいきなり診察をはじめました。田中さんは、自分が何をされているのか理解できていなかったため、ベッドの上で動こうとしたら、医師はいきなり「動かないで！」と乱暴に田中さんの足を押さえました。

　看護師も「困りますね、動いたら」と言い、医師に協力して田中さんの足を強く押さえました。田中さんが「痛い！」と思わず叫ぶと、看護師は田中さんを困った人を見るかのような視線を向けました。

①何が倫理的な問題か

　本事例は、倫理原則、倫理綱領の複数項目に反しています。田中さんは、医療者からモノのように扱われたことで、情けない思いをし、尊厳が傷ついたことでしょう。医師や看護師は自分が田中さんの立場であったなら、自分の家族が田中さんのような扱いを受けたなら、どのような思いになるかといった想像力が欠如しています。自分がされて嫌なことはしないというのが倫理の基本ですが、倫理的感受性が低下していると、こうした言動に対しても「おかしい」と思わなくなってしまいます。このエピソードは、医療者が大切にしなければならないことに対して無関心になってしまうことの怖さを教えてくれます。

②どのように行動すべきであったか

　人間は、一人ひとりがモノのように交換できない唯一無二の存在であるが

ゆえに、尊厳があるのです。医療者にとっては日々繰り返される行為であっても、患者にとっては一回性のことであり、不安を抱えながらその場にいることを忘れないようにしなければなりません。こうした無神経な医療が日常化しないためには、倫理的感受性を高めるためのシステムをつくることが必要です。

　例えば、患者が入室したら、まず挨拶をする、次に症状や苦痛の有無を尋ねたり、確認する等、診察のプロトコール(標準治療法)をつくり、形から入るということも1つの考え方です。その作法を繰り返すことで、身につけることができるかもしれません。

　病院によっては、医療者のための「診療基本指針」を掲げ、それを遵守するようにしているところもあります。その中には、医療は自らの知識と良心に基づくものであり、医療における言動には常に個人的責任を伴うことや、診療に際しては患者の権利を守り、細心の注意を払って患者の人格を尊重しなければならないこと等が明文化されています。医療者の意識的な努力こそがこうした人間性不在の状況を変えていくことができるのです。医療に求められている、安全・安心・納得・信頼というものは、毎日の努力の積み重ねによっ

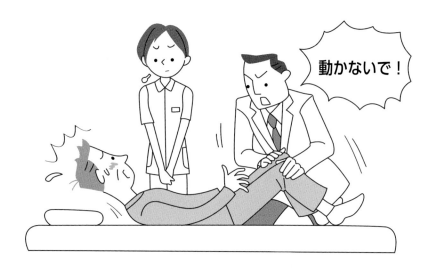

て築かれていくものです。

③倫理的思考のポイント

○医療現場では日々の膨大な業務に忙殺され、徐々に感性が麻痺し、患者への態度が無神経になりがちです。それは、医療者が本来大切にしていたことに対して無関心になることですが、日々の意識的な努力によって患者の立場から考える医療文化を形成していくことが必要です。

○医療専門職だからよい医療を提供できるのではなく、人間性の高い人が医療専門職者になるからこそ、道徳心に基づく「よりよい医療」を行うことができることを再認識しましょう。看護師は「誰のため」に「何のため」に看護しているのかを意識することが大切です。そのためにも倫理綱領は仕事をしていく上での道徳的行動の指針として活用できるでしょう。

2 問われる医療者の人間性

1 看護師の後輩指導

専門職である看護師にとって、新人をはじめとする後輩看護師を育てることは重要な役割です。しかし、多忙を極める医療現場において、先輩看護師が期待する業務を遂行できない看護師は一人前でない者として扱われ、看護師としての成長に影響を及ぼすことがあります。

> ◆ **事例12 新人看護師の自尊心を剝ぎ取る看護師**
>
> 看護師の無神経さは、患者だけでなく同僚の自尊心も剝ぎ取ってしまう恐れがあります。新人看護師である恭子さんは、看護学生が実習しているナースステーションの真ん中で先輩看護師から大声で「まったく覚えが悪いんだから、何回教えたらわかるのよ!! あなたのおかげで私の仕事が

増えているのがわからないの」と言われました。恭子さんが下を向いて「すみません」と謝りながら、とてもつらそうな表情をしていると、「まったく役に立たないんだから！」と吐きすてナースステーションを出ていってしまいました。

①何が倫理的な問題か

　新人看護師が、自尊心をズタズタに傷つけられ、離職へと追い込まれていくパターンです。先輩看護師から、時に厳しい指導を受けることは、新人であれば誰もが経験することであり、仕事を覚えるまでの試練は一種の通過儀礼といえるかもしれません。しかし、この先輩看護師には、新人看護師の成長を支援したいという気持ちがないばかりか、品性に欠けています。本来、看護師は最も脆弱な状態にある人々を守る役割を引き受けていますが、同僚の中で最も弱い新人に対して理不尽な言動を繰り返すというのは論外です。

　学生の実習は、授業料を払って行われる授業ですが、看護師免許を取得した時から、給料をもらう立場へと変化します。しかし、実際の実践力は、学生から看護師になったからといって突然上達するというものではありません。

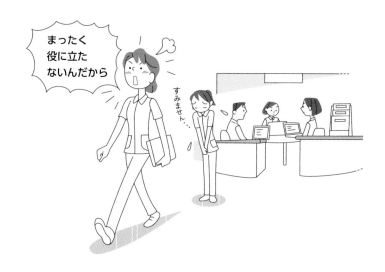

新人看護師が一人前の看護師になっていくには、職場に適応するための必要な経験と時間とともに、先輩看護師の適切な支援が不可欠です。その支援が得られない場合、新人看護師は居場所をみつけることができず、病んだり離職したりすることになります。

　新人医師は新人看護師以上に即戦力にはなりませんし、先輩医師から指導を受けることも同じです。しかし、その指導の仕方やかかわり方が医師と看護師では違いがあるようです。最終的には各自の人間性によるところが大きいのですが、一般的に医師は新人医師に対して診断・治療に関する専門的知識や技術の未熟さについては指導するものの、それは比較的論理的なものであり、あまり感情的ではありません。

　したがって、新人医師は自分の能力の不足に対して情けないとは思っても、それは有能な医師になるための学習の動機づけとなり先輩医師を目標とするようになります。先輩医師もまた新人医師が一人前になるまで根気よく面倒をみる傾向があるようです。これは、医師が医局に入局するというシステムにも関連しているのかもしれません。例えば、腎臓内科の医局に入局した新人医師に対して、先輩医師は同じ専門領域を目指す医師として、自分の後輩あるいは仲間として迎え入れるようです。こうした傾向は、医師の卒後臨床研修化によって薄らいできているともいわれますが、それでも医師は専門職として後輩医師の面倒をみて一人前にするという文化ができているようです。

　これに対して、看護師は病院に一括採用されているという意識が強いため、病棟に配置されても、先輩看護師が新人看護師に対して自分の後輩・仲間といった思いを抱くことは少ないようです。看護は、看護部から配置部署を指示されるわけですから、1つの病棟の中で仲間意識をもつことが難しいのかもしれません。こうした医師と看護師の育ち方、先輩とのかかわり方の違いが、新人看護師の離職やその後の専門職としての成長の仕方に影響していることが考えられます。

②どのように行動すべきであったか

　恭子さんを指導している先輩看護師も新人の頃、同じように理不尽な指導を先輩看護師から受けたのかもしれません。人は、育てられたようにしか育たないですし、他者をケアリングするためには、自らケアリングされた体験をもつことが重要であるとされているからです。

　人が人を育てる上で大切なことは、相手の成長を願ったかかわり・支援ができることです。新人看護師がどのような先輩看護師と出会うかということは、その後の職業人生を歩いていく上で極めて重要な意味をもちます。病棟師長は、新人を育てるのにふさわしい人材を選択する上ではもっと慎重でなければなりませんし、指導過程をしっかり観察し、不適切な指導をしている場合は、リフレクション（振り返り）を促す、あるいは指導者の変更を考える必要があります。

　たとえ新人であっても先輩看護師から受けた理不尽な指導やかかわり方については、看護師長に相談しましょう。看護師長は、病棟の責任者であり、演出家でもありますので、新人看護師の受け入れと指導に関しては十分に準備をする必要があります。

③倫理的思考のポイント

○新人看護師としての立場で、先輩看護師から理不尽な指導を受けた場合、我慢したり、自分を責めて追い詰めてしまわないよう、自分の意見をきちんと看護師長に伝え、話し合いをしましょう。

○自分自身の行動について冷静に振り返ることは必要ですが、理不尽な先輩看護師のかかわりについては、きちんと自分の意見を言いましょう。職場を辞めてしまうこともできますが、それは最終的な選択にしましょう。なぜなら、辞めていくだけでは人が入れ替わるだけで毎年同じような状況が起こるからです。状況を変えていくために、環境に働きかける勇気をもつことも大切です。患者の代弁者になるためには、誰かと対立することも恐れてはいられません。まずは、自分の意見を正当に主張することが必要です。

2 患者の自由と自尊心

医療者は患者の安全を守るために身体拘束を行うなど、患者の自由を奪うような処置をしなければならないこともあります。こうした時、本当にその処置を正当化できるのか慎重に検討する必要があります。間違っても看護の手間を省くためであったり、代案を考えるよりも拘束するほうが早いという理由で、安易に患者の自由を奪うことは許されません。

患者の安全を守るため、という大義名分に惑わされて、患者の尊厳を守る視点を失っては本末転倒です。どんな状況であれ、患者にとっての最善を考えていく必要があります。

◆ **事例13　患者の自由を奪う身体拘束**

秋田さん（72歳・男性）は、肺がんの疑いがあり精密検査目的で個室に入院しました。入院3日後に、夜間病室を抜け出して転倒して以降、秋田さんの担当看護師は「患者の安全を確保するために夜間（21時〜翌朝9時まで）は抑制する」という看護計画を立てました。看護師長もこれを支持しました。看護師2年目の葉子さんは、秋田さんを拘束しなくても他に解決策があるのではないかと考えていましたが、代替案があるわけではなかったため悩んでいました。本当は、その対策について皆で話し合いたかったのですが、言い出す勇気がありませんでした。

---

①何が倫理的な問題か

秋田さんを拘束することは、単に患者の身体の自由を奪うこと以上の深い意味があります。それは、人間としての誇りや心の自由までも縛ってしまうということです。看護師が患者に対して引き受けるべき重要な責任として、安全な環境で療養生活ができる環境を整えることがあります。

しかし、この安全を守るということに正当性をおき、安易に患者の身体を拘

束しようとすること、それこそが最も倫理的に問われなければならないことです。拘束が正当化されるためには、切迫性・一時性・代替可能性が問われますが、本事例の場合、秋田さんの拘束を正当化する理由はなく、看護師の都合で身体拘束をしているといわれても仕方がない状況といえるでしょう。責任者である看護師長が、秋田さんを安易に拘束することを容認しており、患者の立場から考える視点が欠如しているだけでなく、看護師2年目の葉子さんが声を上げることが難しいと感じる風通しの悪い職場であることが考えられます。

　責任者がこのような考えをもっているところでは、看護師も責任を問われることを恐れて安易に拘束するようになるでしょう。葉子さんも「これでいいのか」と悩んでいてもそれを口に出したり、話し合ったりすることができなければ「何かおかしい」と感じる気持ちは徐々に薄らいでいき、いつの間にか当たり前のこととして受け入れてしまうようになるでしょう。そうなれば、そこにあるのはもはや看護ではなく、管理であり支配になってしまいます。

②どのように行動すべきであったか

　医療現場では、緊急性を要しその時・その場の状況で患者の安全を守るた

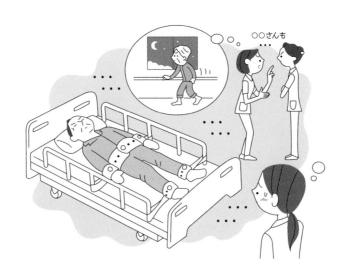

めには他に方法がなく、拘束を選択することが止むを得ない場合もあります。しかし、無危害の原則のように、患者への危害は最小にする必要があります。

　本事例では拘束が最善の方法とはいえないでしょう。秋田さんが、夜間にベッドを抜け出したから、転倒したからというのは起こってしまった事実であって、なぜ起きたのか、それを防ぐにはどのような方法があったのかということについての適切なアセスメントが行われていません。現に、看護師2年目の葉子さんのように、秋田さんには拘束以外の方法で問題を解決できるのではないかと考えられる場合、患者の立場から話し合うべきです。

　葉子さんのように経験が浅い看護師が意見を率直に発言できないという病棟の雰囲気があることは、病棟で働く看護師の心も縛られており不自由な状況にあるといえるでしょう。葉子さんは、患者の権利の擁護者として看護師長に病棟全体の問題として話し合うためのカンファレンスを提案してみる勇気をもつことが大切です。

　看護師は、患者の安全を守るだけでなく、人を人として遇する、すなわち人間としての自由と尊厳を守ることを第一義的責任として引き受けるべきです。看護師は、できる限り身体的・心理的自由を保障するなかで患者の安全を守っていくことが重要です。それを考える、工夫するところに専門職としての看護があるのではないでしょうか。身体拘束は、看護師一人で進められるものではなく、病院組織的な取組みが重要となり、病棟では看護師長が身体拘束廃止を先導すべき立場にいるといえます。病棟全体で看護の理念を共有し、チームで協力して拘束以外の方法を工夫するという覚悟が必要です。身体拘束を予防するためのガイドラインがありますので、十分理解した上で拘束の是非を検討することが重要です。

③倫理的思考のポイント

○患者を身体拘束するには正当な理由が必要であり、拘束が必要な場合であっても、その結論に至るまでの過程が大切です。

○拘束を回避できる可能性を皆で徹底的に検討し、時間や手間がかかったと

してもそれが患者の安全と自由を守ることにつながるのであれば、それを選択することこそがよりよい看護実践を提供することになることを認識する必要があります。

3 社会的課題を含む倫理的問題

ここからは、社会的課題を含む医療倫理の問題について、事例をとおして考えてみましょう。

1 臨床試験とインフォームド・コンセント

医療処置や薬物が人体に及ぼす影響は非常に大きいため、その適用には一定のルールがあります。医療は医学の社会的適用であるといわれますが、その進歩は何もしないままで手に入れることはできません。例えば、新しい治療法が開発され、それを患者がどれだけ待ち望んでいたとしても、その治療法の安全性と有効性が確認されるまでは、医師はそれを選択肢の一つとして提示することはできません。医療の現場に適用するためには、動物実験を実施した上で、最終的には「人間」を対象とした実験によって有効性を判断することが不可欠です。

「実験」とはいっても、これはナチスが行った非人道的で非治療的な意味での人体実験ではありません。医学が行う実験とは科学的な実験であり、「人間」を対象として行われるのは治療的な実験です。それは仮説を検証するために、あらかじめ立案された計画に従って実施されるもので、開発中の薬や治療法を、他の治療法では効果がなかった患者に対して、本人に直接的利益があることを期待して行います。

しかし、まだ治療法として確立していないため、臨床試験は必ずしも期待す

る効果が得られるとは限らず、副作用の恐れもあります。仮に確立した治療法を用いたとしても、医療は不確実であり、すべての人に対して100％保障できるあるいはリスクがゼロという治療法は存在していません。その意味では、日常診療において確立されている治療法でさえ、個人レベルでみると実験的な要素を孕んでいるといえるのですが、とくに治療的実験を行う上では、患者に対するインフォームド・コンセントが重要になります。

　なかでも、医療者や研究者は、患者が自由意思で臨床試験に参加できるよう、意思決定の過程を支援することが不可欠です。したがって、患者に対しては正直かつ誠実に説明することが求められます。なぜなら、患者は、提供された情報をもとに意思決定するため、医師や研究者の都合で情報を操作することがあってはならないからです。

　とくに新薬の候補に関して、国の承認を得るための成績を集める臨床試験は「治験」とよばれます。ここでは、この治験を中心に臨床試験における倫理について考えてみましょう。

　新しい医薬品の開発は、人々の平均寿命やQOL（quality of life）の向上に影響を与えてきました。これまで医療の進歩による恩恵を受けてきましたが、もし治験が適切な方法で実施されなければ、被験者（患者や健康人）に有害事象が起こる可能性は高くなるでしょう。また、有効性、安全性に関するデータが信頼できない場合、社会に及ぼす影響は極めて大きいものになります。ゆえに、それにかかわる医療者および関係する職種の倫理が問われているのです。

　新薬が国から承認されるためには、その品質・有効性・安全性を確認するために、まず動物実験で評価し、その後、実際に人間で実験するという段階に進みます。この治験を進める上で重要なことは、治験に参加する被験者（患者や健康人）の人権を守る倫理性、適確な手続き、適切な施設・医師によって実施される科学性が保障されることです。

　したがって、治験におけるインフォームド・コンセントは重要です。治験

では、まず医師は、その目的や治験薬の特徴、治験の実施方法等を記載した文書(同意説明文書)をもとに、参加を希望している患者が理解できるよう丁寧に説明します。その際、患者は納得するまで説明を受ける権利がありますので、疑問点については遠慮なく質問したり、大切な人と相談してもよいことを伝えます。

また、この治験におけるインフォームド・コンセントは、治験に参加する人の人権と安全性を守るためのものであり、同意説明文書に署名した後でも、参加者自身の判断で理由の如何にかかわらず、いつでも治験への参加を撤回することができます。

◆ 事例14　患者の同意がないまま実施された治験

　山川さん(53歳・女性)は、乳がんと診断され手術を受けることになりましたが、術前に抗がん薬を投与する「術前化学療法」を実施したいという説明を医師から口頭で受けました。山川さんは、「術前化学療法」を受けたほうが治療効果は上がると言われたため同意しましたが、それが治験であることの説明はありませんでした。

　医師は、治験の計画段階で「治験審査委員会(Institutional Review Board：IRB)」で承認を得る時点では、被験者である患者から文書で同意をとることを記載していました。しかし、実施の段階では、「外来は忙しいから文書で説明して同意をもらうと時間がかかるので口頭だけの説明にした」と述べ、時間の効率性を理由に手続きを省いていました。幸い、山川さんの場合はこの治験による身体への重大な有害事象はありませんでした。

---

①何が倫理的な問題か

　本事例は医薬品の臨床試験の実施に関する基準(Good Clinical Practice：GCP)に違反しています。GCPでは、治験の担当医師は、治験参加を希望す

る患者に治験の内容を丁寧に説明し、文書で同意を得る（インフォームド・コンセント）ことになっています。また、厚生労働省は、「臨床研究に関する倫理指針」（2003年制定、2004年及び2008年全部改正）においても、臨床試験に際しては患者にその目的や危険性等を説明し、文書による同意を得ることが必要であるとしています。本事例では、医師は時間がかかることを理由に文書で同意をとる手続きを省略したと言っていますが、人の身体を使って実験するのですから、患者より時間を優先させるというのは明らかに誤りです。こうしたことが起こるのは、治験に対する医師の認識が甘いのか、わかった上で倫理違反しているのか判断はつきませんが、いずれにせよ、治験を行う上で不可欠なインフォームド・コンセントを省略しているということは重大な問題です。すなわち、患者が治験への参加の有無について、医師から必要な情報を得た後に自分で決定するという自己決定権が保障されていないからです。

②どのように行動すべきであったか

　治験を担当した医師は、ルールに則って実施するということは当然のことですが、ルールを知りつつ遵守できなかった事実があることをふまえると、対策を講じる必要があります。

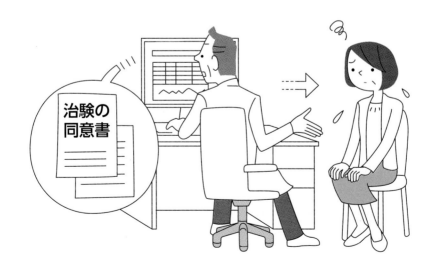

治験の
同意書

まず、このような倫理違反を防止するためのシステム上の改善点の1つとして、事前に提出され承認された治験の計画書にそって実際に行われているかどうかをチェックすることがあります。例えば、本事例のように計画の段階では文書で同意をとることを記載していてもそれを実行していないことがあるため、抗がん薬の使用をはじめる前に、患者の同意書のコピーを治験審査委員会に提出してもらうことが考えられます。

③倫理的思考のポイント

○治験は、人間を対象とした実験であるという意識をしっかりもち、何よりも患者の安全と人権を優先し、定められたルールに則って実施することが大切です。

○患者が治験への参加の有無を自由意思にもとづいて決定できるよう、口頭と文書で十分な説明をして同意を得る手続きを適切にふむ必要があります。医師の都合や時間の短縮を理由にそれを省略することはあってはならないことです。

2 生体臓器移植

生体移植は、健康な身体にメスをいれるということであり、治療を目的としている医療行為という観点からみると逸脱していることになります。すなわち、医師の行為が傷害罪に問われないためには、治療を目的とし、その内容に妥当性があって、患者からの同意が得られるという3要件が必要であると考えられているからです。したがって、通常の医療とは異なり、本人を治療する目的以外でメスをいれる生体移植の実施にあたっては、臓器提供可能者の自発的意思の尊重と手続きの厳格性を重視する必要があります。

現在、日本移植学会の倫理指針においては、生体臓器移植における臓器提供者は親族(六親等以内の血族、配偶者、三親等以内の姻族)とされています。親族以外では、移植を実施する病院の倫理委員会において、個別に承認を受

ける必要があります。臓器提供者(ドナー)と移植希望者(レシピエント)との間に金銭授受などの利益供与は硬く禁じられており、その疑いがある場合には移植手続きは中止されます。すなわち、臓器提供はあくまで、善意による「無償」行為として認められているのです。

　具体的な手続きとしては、ドナーは手術に関するリスクについて、文書を用いて医師から説明を受け、臓器を提供することに関して十分な知識を得た後で「承諾書」に署名をします。ただし、ドナーは、説明を受けてもその場で直ちに意思決定する必要はなく、熟慮する時間が与えられ、医師以外の移植コーディネーターや看護師、臨床心理士、医療ソーシャルワーカー（Medical Social Worker：MSW)などから支援を受けることができます。

◆ **事例15　生体腎移植のドナーになる重圧**

　由美子さん(20歳・女性)は腎不全で入院しましたが、医師は現段階で助けることができる治療法は腎臓移植のみであると家族に説明しました。その後、家族全員が検査を受けましたが、適合したのは姉の佳子さん(26歳)だけでした。医師は、家族に説明する時、佳子さんのほうを向いて「助けるには移植しかありません」と言い、それを聞いた佳子さんの表情は困惑していました。同席していた看護師の香織さんは、佳子さんの微妙な態度が気になっていました。説明が終わると、母親は「私は何もしてあげられないのね」と佳子さんの手をとって泣きだし、佳子さんはそれを見てさらに表情を硬くしていました。

①何が倫理的な問題か

　生体臓器移植における問題は、ドナー候補者は自由意思で移植するか否かを決定できることになっていますが、レシピエントを助けられるのは「あなただけ」と言われた時点で断りにくい重圧を感じてしまうことが否定できない点です。

重い病に苦しむ由美子さんの命も大切ですが、同様に佳子さんの命も大切です。患者中心の医療といっても、この場合は患者の命を優先すべきという考え方をすることは難しくなります。ドナーとレシピエント、どちらの人権も守られる必要があるからです。したがって、「家族だから当然提供するべき」という論理は成り立たないでしょう。しかし、現実には、医師が「提供しかない」ということを佳子さんのほうを向いて話したり、母親が佳子さんの手をとって泣きだす状況があります。こうした医師や母親から佳子さんは無言の圧力を感じることでしょう。このように同胞による移植の場合は、家族内における人間関係のあり方が影響すると考えられます。

　本事例では、母親の気持ちはわからなくはないのですが、佳子さんが圧力を受けるような医師の説明の仕方には問題があるといえるでしょう。難しい問題ではありますが、佳子さんが自発的な意思で決定できる環境であるかどうかが最も問われるべきです。

②どのように行動すべきであったか

　たとえ姉妹であっても、一人ひとりの人生があります。とくに、佳子さんのようにまだ若い女性の場合、結婚・出産といった自身のライフイベントに

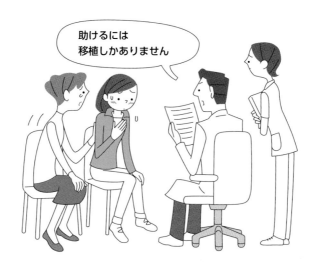

ついて考えると、健康な身体にメスをいれ、臓器を提供することに大きな不安や抵抗を感じることは当然のことです。妹を助けることが自分の幸せでもあると心の底から思えない限り、後悔が残る可能性があります。逆に、自分が移植しなかったばかりに、妹が命を落としてしまったらもっと後悔するかもしれません。家族は、生きている限りその関係を終了させることはできないため、こうした状況は関係者に葛藤が生じやすい難しい問題だといえます。

こうした葛藤を抱え緊張した状況に立ち会った場合、看護師は、どのように行動すべきでしょうか？　まずはこうした葛藤が生じることを前提としたかかわりが求められます。移植医療においては、ともすれば医療者や家族の関心は、助けたいという気持ちが強ければ強いほど、由美子さんに集中する可能性があります。その思いは、そのままドナー候補者である佳子さんに対する有言・無言の圧力となります。したがって、医師の説明に同席する看護師は、こうした状況が展開される危険性があることを想定したかかわりが必要です。事前に家族に対してどのように説明し、ドナー候補者に対してどのように配慮するかということについて、医師と話し合っておく必要があります。

また、看護師は説明終了時に、家族に対してすぐに返事をしなくてもよいこと、葛藤や戸惑い等について、いつでも話を聴く準備があることを伝え、下記のように家族に対する気持ちに配慮したかかわりをしましょう。

・移植に関しては、即断というより熟慮する期間が必要です。医療者以外でも自分の思いを素直に語れる人に気持ちを聞いてもらうことを勧めてみましょう。

・時間がある場合は、臓器提供をした経験者の話を聞くことを勧めるのもよいでしょう。

結局は、その人の人生ですから、最終的には後悔しない選択を自分自身でするしかありません。看護師は、自発的な意思決定を支援することが重要です。

③倫理的思考のポイント

〇医療者として、臓器提供は家族なら当然しなければならない、あるいはすべ

きであるという考え方をしないようにしましょう。

○臓器提供は自発的意思が最も重視されるべきであるということを認識しましょう。

3 生命の尊重と信仰の自由

2000年2月、最高裁が下した「輸血拒否訴訟」判決は、救命と信仰の自由ではどちらが優先されるのかということに対する答えでした。本訴訟では、宗教上の信念に基づく患者の自己決定権と医師の救命義務のどちらが優先されるかが大きな争点となりましたが、判決は「患者が宗教上の信念から、輸血を伴う医療行為を拒否した場合、このような意思は人格権の内容として尊重されなければならない」とするものでした。救命以上に患者の信仰にもとづく自己決定が優先されるとしたこの判決は、医療者にとっては職業的使命の否定ともとれるようなものでした。

> ◆ **事例16 患者の輸血拒否**
>
> 京子さん（36歳・女性）は、高齢の妊婦ですが帝王切開になる危険性が高いこと、場合によっては輸血の必要性があることを医師から聞きました。高齢で初めてできた子どもなので母子ともに元気な出産をしたいと願っていました。しかし、医師の話を聞いた京子さんは、「私は、信仰上の理由から輸血をすることはできません。元気な子どもを産みたいと思いますが、もし、手術中に輸血の必要性が出てきても絶対に輸血はしないでください。たとえ、それで死んだとしてもそれが私の意思です」と明確な意思表示をしました。
>
> 医師は、京子さんの話を聞いて「はい、わかりました」と答えましたが、実際に帝王切開になった際、輸血が必要となり母子を助けたい一心で輸血をしました。その結果、母子ともに救命できましたが、その後、輸血し

たことがわかり裁判になりました。

①何が倫理的な問題か

患者の自己決定を尊重しなかったことが一番の倫理的問題です。医師が行った行為は通常であれば、患者から感謝されることですが、京子さんのように、輸血を受けることは自分が信仰している宗教上の信念に反するものであるとして強く拒否することを明確に意思表示している場合には、それは尊重されなければならないということです。

救命することを使命としている医師にとって、一生懸命患者のために行った結果が訴訟になるというのは、納得できない、やりきれない気持ちになるでしょう。

②どのように行動すべきであったか

信仰上の理由から輸血を拒否する患者に対して、医療者にもそれぞれ考えはあるでしょうが、まずは個々の判断ではなく、このような患者に対応するための治療方針や意思確認のためのマニュアルを病院で作成し、それにもとづいて対応することが必要と思われます。

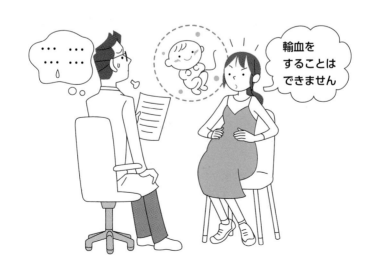

本事例の場合、京子さんから輸血拒否の意思表示をされた時点で、医療者は病院の方針について説明します。例えば、手術中に生死にかかわる危険が起こる可能性があること、その際は輸血が必要になることを説明し同意を求める努力をします。しかし、それでもなお、患者が明確に輸血を拒否している場合、時間的余裕があれば、無輸血に理解のある病院に変わってもらうという方法もありますが、それが不可能な場合、最終的には自己決定を尊重することが求められます。

③倫理的思考のポイント

○どのような理由であれ、患者の自己決定権を尊重することが求められています。

○輸血を拒否している患者に対しては、病院としての対応マニュアルに沿って対応しましょう。

○個人や職業上の価値観と患者の価値観が異なる場合、患者の自己決定が優先されるということを理解しましょう。

4　生命の尊重と医療費の未払い

　わが国の医療制度は、1961年に実現した国民皆保険により、米国のように桁違いの医療費を請求されることはありません。それでも、近年は経済格差が拡大し、憲法第25条で謳っている「健康で文化的な最低限度の生活」を維持できない人々が急増し、社会問題になっています。失業や低賃金労働の増大などによって生活が困窮し、医療を受けたくても保険料が払えないために、保険証がもらえない人が増加しています。経済的に困窮した人々からの医療費の未収金が大きな問題となってきています。働く意思はあっても健康を害しているために働けない、働けないから保険料が払えず病気が悪化するまで医療を受けに行かない、といったように「貧困の連鎖」から抜け出したくても抜け出せない人もいます。最後の砦である生活保護を申請しても直ちに承認され

るわけではありません。これでは、生存権だけでなく、憲法第13条で保障されている個人の尊厳や幸福追求権も尊重されているとはいえない状況です。

　医療費の未収金問題にしても、これがさらに大きくなると医療制度そのものが崩壊する危機に陥るともいわれていますが、これも払えるのに払わない人と、払いたくても払えない人を区別して対応することが重要です。払えるのに払わない人への対策としては、入院前に保証金を徴収する制度を取り入れることがあります。しかし、払えない人に対しては、その方法で解決することは困難であり、別の制度が必要です。また、今後ますますグローバル化が進むことで、外国人による医療費の未払いも増加することが考えられます。

◆ 事例17　支払い能力のない患者の処遇

　1人暮らしの雅夫さん（56歳・男性）は、2年前に会社が倒産して失業した後、体調を崩していました。そのため再就職も難しく、わずかな貯蓄で生活していましたが、それも底をついてきた頃に、高熱が出て呼吸も苦しくなりました。症状が悪化していくように感じたため救急車を呼んで病院に行きましたが、医師は、応急の処置だけ済ませると「今ベッドが空いていないので入院できません」と言って、帰宅するように指示しました。しかし、本当は病院のベッドは空いていました。医師は、雅夫さんに医療費の支払い能力がないことを知り入院させることをやめたのです。その場にいた看護師の愛子さん（23歳）は、「これはおかしい」と思いましたが、医師が強引に事を運んだため、どのように介入したらよいかわからずにいました。しかし、状態が悪いまま帰宅した雅夫さんのことが心配でした。

---

①何が倫理的な問題か

　雅夫さんは、明らかに治療を必要としていますので、貧困であるということを理由に入院を拒否するということは倫理的に問題です。また、医師法第

19条第1項では、医師の応召義務として、「診療に従事する医師は、診察治療の求があった場合には、正当な事由がなければ、これを拒んではならない」としています。ここで正当な事由とは何かということについて、厚生省（当時）は「社会通念より健全と認められる道徳的な判断」によるべきとしていますが、一般的に正当な事由とされない例の中には、患者の貧困すなわち支払い能力がないこと、診療報酬が不払いであることも含まれています。

しかし、この応召義務違反についてはただちに罰則が適用されないことや、現在のように医療費の未収金が大きな社会問題となるくらいまで増大してくると、病院の経営そのものに影響が出てくるため診療拒否はますます増えていきます。またこのことに対して、行政も見て見ぬふりをすることもあるようですが、かといって雅夫さんを悪い状態のまま帰宅させるのは明らかに問題です。

②どのように行動すべきであったか

愛子さんは、医師が行った行為が患者に不利益を与えていることはわかっていますので、まずは「入院してもらいましょう」と医師に伝えることが必要です。倫理綱領条文6には、他者によって患者の生命が脅かされる時は、阻

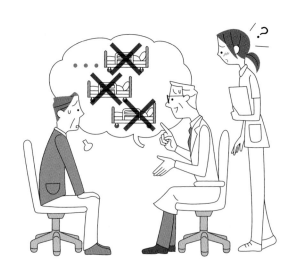

止する役割があることが記されています。若くて経験が浅い愛子さんには、対応が難しい場面かもしれませんが、患者の味方であるためには、「言うべき時に、言うべき場所で、言うべきことを言える」勇気も必要です。

　また、医療にかかる経済的余裕がないことを一番知っているのは、雅夫さん自身だと思われますから、看護師として患者の立場にたったかかわりが求められるでしょう。経済的に困窮しているからといって、ぞんざいな扱いをしてもよいという理由にはなりません。このような場面におけるケアリングこそが患者の孤独と苦痛を癒すことにつながるでしょう。

　本事例の場合、雅夫さんには一旦入院してもらい、症状が安定したところで医療ソーシャルワーカーとともに今後のことについて相談することが必要だったと考えられます。雅夫さん自身は、故意に医療費を支払わないタイプの未払い者ではありません。病院側には、医療費の回収に関して、たとえ未払いであったとしても、それがどのような理由であるかということをよく見極めた上で対応することが望まれます。

③倫理的思考のポイント

○医療費の回収は重要ですが、人間の生命が見すてられることがあってはならないことです。憲法第25条では生存権を保障しています。

○経済的困窮が原因で医療費が未払いの場合には、相談者として福祉関係者を紹介するなどの支援を考える必要があります。

○人を人として遇する、その人の尊厳を守りぬくという立場をとることが必要です。

　文　献
1）ヴァージニア・ヘンダーソン著、稲田八重子訳：新版・看護の本質 看護学翻訳論文集Ⅰ、現代社、1996年、p.26

【ホッとコーナー】
1）フリードリッヒ・ニーチェ著、原祐訳：偶像の黄昏 反キリスト者、筑摩書房、1994年

2）エピクロス著、出隆、他訳：エピクロス：教説と手紙、岩波書店、1959年

3）塩野七生：愛の年代記、新潮社、1978年

4）ヴァージニア・ヘンダーソン著、湯槇ます、他訳：看護の基本となるもの、日本看護協会出版会、2016年

第4章

患者に寄り添う看護

I

看護師であるということ

I 看護師である ということ

1 看護師の責任とは

　看護師にとって、病院で出会う患者の多くは、その人が入院しなければ出会うことがなかったであろう見知らぬ人々です。人と人との結びつきが希薄化している現代社会において、看護師が病を経験している人と出会い、どのように信頼関係を築いていくかということが問われています。その意味でも、看護師は患者を選ぶのではなく、患者と出会うのです。看護師は、「生病老死」に向き合い、24時間患者のそばにいて、関心と愛を注ぎこむことをとおして、人が生きること、病むこと、成長すること、死ぬことについて考え続けています。

　患者が看護師に望んでいるのは、患者というカテゴリーの中での画一的な捉え方ではなく、今ここで病を経験している一人の生活者として理解されることです。医療における専門分化、機械化が進むなかで、患者はモノでなく尊厳をもった一人の人間として理解されることを渇望しています。看護師には、そうした患者に寄り添い、人間としての尊厳と人間性を守る責任があります。

　次の詩は、1971年に米国の看護雑誌に掲載されたものですが、患者の思いは今も変わってはいないのです。

【聴いてください、看護師さん】

ルース・ジョンストン

私はお腹が空いていましたが、自分で食事をすることができませんでした。
それなのに、あなたは私の手の届かない床頭台の上に食事を置いて去りました。
その上、看護カンファレンスで私の栄養ニーズについて議論したのです。
私は喉が渇いて困っていました。
でも、あなたは付き添いさんに頼んで水差しを満たしておくことを忘れていました。
あなたは、後で記録に私が流動物を拒んでいると書きました。

私は、さびしくて恐かったのです。
でも、あなたは私を独りにして出ていきました。
なぜなら、私がとても協力的で何も尋ねたことがないからです。

私は、経済的に困っていました。
そして、あなたの中で私は厄介者になりました。
あなたにとって私は、1つの看護問題にすぎなかったのです。
あなたは、私の病気の理論的根拠について議論しました。
そして、私を看ようとはしませんでした。

私は、死にそうだと思われていました。
私に聞こえないと思ってあなたは話しました。
今夜のデートの前に美容院を予約したので勤務中に死んで欲しくないと。

あなたは、高い教育を受けて適切に話し、
清潔でぴんとした白衣を着て、本当にきちんとしています。
でも、私が話すと聞いているようですが耳を傾けてはいないのです。
助けてください。私に起きていることをあなたも心配してください。
助けてください、私に起きていることを気にかけてください。
私は、疲れきって、本当にさびしくて恐いのです。
私に話しかけてください。手を差しのべて私の手をとってください。
私に起きていることを、あなたも問題にしてください。
どうか聴いてください、看護師さん。

(Ruth Johnston RN：Listen, Nurse. American Journal of Nursing, 71 (2)：303, 1971.[1])

患者は看護師に見つめられ、耳を傾けてもらうことで、安心し、信頼を寄せることができます。看護師もまた、患者の目を見て話すことで、言葉にならない小さな感情の変化に気づくことができ、耳を傾けることで患者の心の声を聴くことができるのではないでしょうか。人が人にかかわることを基盤におく看護において、観ること・聴くこと・触れることは患者の情報を知ること以上の深い意味をもちます。

　したがって、看護師が目の前にいる患者のまなざしや言葉ではなく、コンピュータの情報に関心を寄せ、患者に触れることから遠ざかるようになれば、もはや人が看護する意味はなくなり、その座をAIに譲ることになるでしょう。その時、その場における相手の感情に寄り添うことができる人間が看護することができて初めて看護師という職業は生き残ることができるのではないでしょうか。

1　マザー・テレサの言葉

　人をケアすることについては、マザー・テレサの言葉が深い示唆を与えてくれます。

・「この世の最大の不幸は、貧しさや病ではありません。誰からも自分は必要とされていないと感じることです」

・「どんな小さいことであっても、大いなる愛を込めて行うことは、人に喜びを与えます。そして人の心に平和をもたらします。何をするかが問題ではなく、どれほどの愛をそこへ注ぎ込むことができるか…それが重要です」

　こうしたマザー・テレサの言葉をどのように受け止めますか？　深い信仰をもつがゆえにできることだという考えもありますが、人をケアする看護師に対しても求められていることだと思います。忙しい現場の中で人とかかわるということはエネルギーを消耗し疲れることですが、看護師は、あらゆる状態における人間がもつ怒り・不安・悲しみ・喜びとかかわり合うことを学ばなけ

ればならないのです。ですから、他者をケアすることを職業とする看護師は、まず自分が自分自身をケアできることが重要です。自分で自分をケアできる人だけが、つらく悲惨な状況の中でも笑顔やユーモアを忘れないで患者をケアできるのでしょう。

【手をおく】

ただ黙って、相手の肩にそっと手を置く。

それは、その人へのいたわりの動作。

最も控えめな、励ましです。

「あなたのことわかっています」

「いいんですよ。気にしないで」

「だいじょうぶ？」

それは、言葉にならない、深い思いの表現。

そうすることによって、

人は相手の悲しみを共有するのです。

（葉祥明：詩画集 奇跡を起こす ふれあい言葉、日本標準、2008 年[2]）

2 ケアリング

看護では、ケアリング（caring）の用語が用いられています。ケアリングには、世話する（care for）あるいは関心をもつ、配慮する、気遣う（care about）といった意味があります。ケアリングは、1980 年代の米国において科学的思考が重視されるなかで、医療におけるケアリングの価値への問い直しが米国を中心にはじまりました。急速に科学技術が進歩する中で、他者への関心や配慮といったことを軽視してきた人間性喪失への危機感から生じたものともいえる

でしょう。近代科学が客観性、合理性を追求するなかで、ワトソン（Watson J）やボイキン（Boykin A）等の看護理論家は、それまで軽視してきた「人と人との関係性」を再び看護の中に取り戻すことの重要性を述べています。

　そもそも、看護師はケアリングをとおして、患者を看護しているという実感をもつことができるのでしょう。それは、看護師が時間に追われながら、医療機器を操作したり、処置するといったルーティンワークをこなす現実に対して、「業務が忙しくてケアができない」という表現にも表れていると思います。これは、看護師が日々の業務と直接患者とかかわって関係性を深めていくケアを分けて考えているということではないでしょうか。

　看護師が望んでいるケアとは、例えば、死にゆく患者の家族のそばで、「もう、できる処置は何もないです。でも、あなたのそばにいることはできます」と言って寄り添うことや、手術室に向かう途中で不安に怯える患者のために、移動を止めて手をとり、「大丈夫ですよ」と言って励ますことなのです。こうしたケアリングは、シャドウ・ワークのような性格をもっており、患者やその家族からは感謝されても、診療報酬に反映されることも、手術の成績のように公表されるわけでもなく、医療経営という点からみれば高い評価は得られないでしょう。それでも、看護師はケアリングに仕事のやりがいを見出していますが、それは、患者へのケアをとおして、結果的に自分もケアされ成長する経験をしているからでしょう。

【何かが忘れ去られている】

21世紀の初めに私たちが確信したのは、
主要な病気と慢性的な苦痛は
すべて科学の発展的洞察によって
治るのだろうかということであった
近代医学の堂々たる成果にも関わらず、

> 何かが忘れ去られているという
>
> 残念な思いがある。
>
> その何かとは
>
> いきいきとした何かであり、
>
> 私たち存在そのものであり、身体の生理機能ではなく、
>
> 私たちにとって重要な何かである。

（ジーン・ワトソン著、川野雅資、他訳：21世紀の看護論：ポストモダン看護とポストモダンを超えて、日本看護協会出版会、2005年、p.xvii[3]）

　人がケアするということは、「世界の中にあって、自分の落ち着き場所にいることであり、他の人々をケアし役立つことによって、その人は自身の、生の真の意味を生きている」とメイヤロフは述べています[4]。人間は、ケアしケアされることをとおして互いを認識し、双方が成長していることを実感できます。[4]

2　患者を生活者の視点から理解する

　病院で診療を受ける患者が経験する不自由さについては、長い間"ここは病院なのだから仕方がない"とする医療者側の論理が通っていたように思います。しかし、1980年代の終わり頃から、患者を一人の「生活者」として捉えようとする動きがでてきました。その背景には、慢性疾患の増加によるセルフケアの重要性が高まったことや一人ひとりのライフスタイルの多様化などがあります。

　患者にとって、入院している期間は人生における一部の時間であり、個々の患者の入院前と退院後の生活のつながりのなかで捉える必要があります。す

なわち、一人ひとりの患者が自分の人生を生き、そこにその人の独自性・個別性をみることができるということです。人は誰でも、自分らしくありたいと願うものですから、病によって自分の生活世界が狭められ、自分自身の身体に対して何もコントロールできないと感じることはとてもつらいことなのです。

　患者は、入院前や健康な時と同じようにライフスタイルを維持し、自分らしさを保ちたいと願っています。そのためには、看護計画とその実施には患者が参加できるように(with patient)することが大切です。事例をとおして考えみましょう。

◆ 事例18　その人らしさを大切にすること

　看護師の久枝さんは、肺がん末期の彰子さん(58歳)を受け持ちました。彰子さんは夫と2人暮らしで、とても仲がよい夫婦でした。久枝さんは彰子さんの髪が汚れて整髪されていないことがとても気になっていました。そこで、彰子さんに「酸素をつけたままでも、ベッドの上で髪が洗えますから、薬が効いて少し気分がよい時に洗ってみませんか。髪もきれいになって喜ぶと思いますよ。気分転換にいかがでしょうか?」と提案しました。

　彰子さんは、「そうですか、洗えますか?　汚れているし、痒いし、世話をしてくれる夫にも悪いと思っていました」と、顔がぱっと明るくなりました。そばにいた夫は「妻は、元気な時はいつも毎日髪を洗ってきれいにセットしていましたから、今の状態はどんなにつらいだろうなと思っていましたが、私だけではどうしたらよいのかわからなくて。息が苦しそうになったら困るし……」と言いました。

　そこで、久枝さんは、彰子さんの負担が最小になるように、洗髪車を使用してベッド上で洗髪することを提案し、夫にその使用方法と協力してもらうための手順を説明しました。夫には、洗髪前に髪を梳いてもら

うこと、洗髪後のドライヤーをかけることに参加してもらいました。8割ほど乾燥させた後のきれいになった髪を鏡で見てもらい、彰子さんには自分で髪を梳いてもらいました。彰子さんは、「久しぶりに気分が晴れたように思います。こんなふうに私たちの思いを察していただきありがとうございます。まだ、こうやって自分の髪を梳いたり鏡を見る元気が残っていたんですね。看護師さんから元気をいただいたような気がします」と言って夫に笑顔を向けました。夫も「私たちにもできることがあるのですね。元気を引き出してくれてありがとう」と言いました。

久枝さんのこのようなケアを可能にしたのは、彰子さんの状態を正確に判断する観察力と技術力です。しかし、それ以上に必要だったのは、彰子さんに対する関心です。久枝さんの思考プロセスをみてみましょう。

彰子さんに対する関心がある→観察する（意図的に観察しようと思わなければ観察できない）→髪が汚れていることに気づく→髪を洗いたいと思っているのではないか、それを実現させたいという感情が動く→どうすれば彰子さんと夫が満足できる洗髪ができるか、自分の知識と技術力を考慮して判断し、計

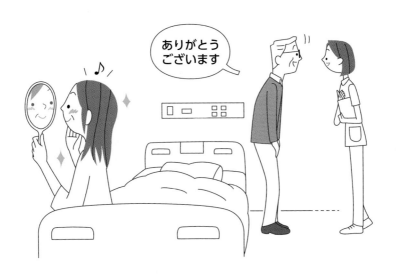

画する→計画を彰子さんと夫に説明する→実施・評価する。

　このように、1つのケアは、看護師が患者やその家族をケアしたいという思いから生まれ、それに専門職としての知識と技術が合わさってはじめて可能になるのであり、こうした能力こそが看護師に求められているのです。このケアは彰子さんと夫にとって、単に髪が清潔になった（技術的レベル）ということ以上の意味をもつのです。

3　医療に必要なユーモア

　医療者は、日々、患者の生命と向き合う中で、高い緊張感をもって業務することを余儀なくされています。このような状況において、ユーモアは内面の緊張を軽減する上で有効なコミュニケーションツールとなります。日本人と比較して米国人は高いユーモアのセンスをもっていますが、2人の元日米トップにまつわる面白いエピソードを紹介しましょう。

　1981年3月30日、米共和党・レーガン大統領の暗殺未遂事件が起こりまし

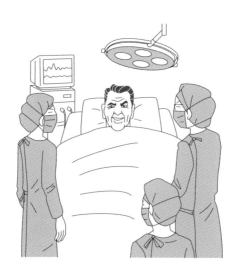

た。狙撃されて病院に救急搬送された大統領は手術台を取り囲んだ医師団を見上げ、「君たちが皆、共和党員だといいんだがねえ」とジョークをとばし、片や民主党員の執刀医は「大統領、今日一日われわれは皆、共和党員です」とユーモアで返しました。危機の際にもユーモアを忘れないレーガンは、指導者のあるべき姿を体現してみせたといえるでしょう。

　一方わが国では、自身の英語力のなさを認めていた森喜朗元総理を揶揄した次のようなエピソードがあります。レーガンの実話とは違い、森政権退陣後に創作だったことが判明したジョークですが、よくできているので紹介しましょう。

　クリントン大統領との会談で、本当は「How　are　you?」（ご機嫌いかが？）と言いたかった森首相はなぜか「Who　are　you?」（あなたは誰？）と言ってしまいました。クリントンは一瞬絶句しましたが、「I am Mrs.Hillary Clinton's husband.」（ヒラリーの夫です）とユーモアで答え、「And you?」と聞き返したところ、森首相は「Me too.」と答えた……というものです。

　さらに、もう一つ紹介したいエピソードがあります。ある映画評論家が私立大学病院のVIP病室に入院していました。当然、室料は高額なのですが、彼の不満は病室ではなく、医療者が不機嫌な顔で入ってくることでした。そこで一考を案じ、「私の病室に入る時は、笑顔で入ってきてください」という紙をドアに貼りました。するとその日から医師も看護師も笑顔で患者の病室に入るようになり、病棟全体に笑顔が増えたというのです。

　この患者は医療者に対する不満を、クレームではなく、ユーモアで伝えたことで効果を上げることに成功したのでした。

　このように、ユーモアのセンスは看護を提供する上でも非常に大切です。近年、ユーモアは、免疫力を高めリラックスできるといった身体的・心理的効果についての研究が進んでいますし、笑いには親和力があります。また、笑顔は、人と人とをつなぐ最高のコミュニケーションツールになります。笑顔をつくるために必要なのは、他の看護技術のように時間もコストも場所も物品

も必要ありません。看護師が笑顔でいたいと思うだけでできる技術なのです。人は相手の顔を見て話をしますが、表情に笑みがあると安心して、心を開く準備ができます。

　笑顔は、タッチと同様に看護師がすぐに患者に提供できる看護技術です。人は、楽しいから笑うということもありますが、笑うから楽しくなったり、悲しみが薄らぐということもあるのです。また、悲しいから泣くだけでなく、泣くから悲しいということもあります。このように、人の表情と気持ちのあり方は深く関係しています。わが国には、昔から「笑いは百薬の長」「笑いに勝る良薬なし」という諺があるように、笑うことは健康によいといわれてきました。つらい、苦しい…にもかかわらず笑うこと、悲しい…にもかかわらず笑うことで、思わぬ元気がでることもあります。まずは、素敵な笑顔づくりからはじめてみましょう。忙しいから無表情で黙々と、あるいはブツブツ言いながら仕事をするよりも、笑顔で仕事をするほうが仕事量は同じでも、疲労感は違うように思います。

　医療現場は、医師も看護師も人員不足で非常に忙しく、張り詰めた空気の中で仕事をしています。このような状況では患者との関係もギスギスしてきま

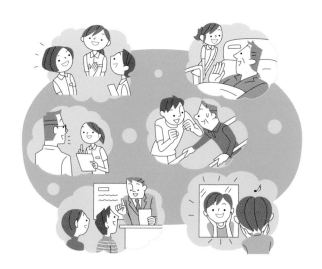

す。ユーモアを潤滑剤にして、もう少し柔らかい優しい関係を、患者と医療者あるいは医療スタッフ間で築きましょう。患者の病室のドアをノックする時やナースステーションに戻る時は、意識的に自分にとっての極上の笑顔をつくってみてください。柔らかい雰囲気、温かい雰囲気はそこから生まれてくるでしょう。

> ☕ **ホッと コーナー 上機嫌でいること**
>
> ◎「上機嫌は、社会において着ることのできる最上の衣装の1つであると言えよう」
> William, M, Thackeray（英 作家）
>
> ☆上機嫌でいることは、礼儀正しい服装以上に、人に好印象を与えるもの。

4 倫理的行動をするために

　看護師は、長い間、徒弟制度によって教育され、医師と上長者への服従が前提とする環境の中にいました。こうした状況において、看護師が個人の判断を求められることも、責任を問われることもなかったのです。こうした文化は、290校ある看護系大学（2021年5月）で基礎教育が行われている現在もなお医療現場の中に根づいており、変化させることは容易ではありません。それは、看護師に期待される倫理的行動にも反映されています。

　新しい教育を受けた医師や他の医療スタッフの中には、看護師を専門職者として認識する人が増えてきていますが、今も看護師が自律して判断することや看護の立場から意見を言うことに対して快く思わない人も少なくありません。

　しかし、看護師は病院のためや医師のために存在しているわけではありません。患者に看護をするために存在しているのです。ウィーデンバックは「看

護師が看護師である所以は、看護を必要とする患者の存在があるからである」[5]と述べていますし、ICN看護師の倫理綱領の看護師と人々の領域で、「看護師の専門職としての第一義的な責任は、看護を必要とする人々に対して存在する」[5]と謳っています。この条文は、当然のことのように思われますが、倫理綱領で公言したことに大きな意味があります。

1 看護実践に内在する倫理

看護は、看護師が患者とのかかわりをとおして、その関係性の中で行われる実践であり、倫理は、看護実践に内在しています。実践の根底に流れているのは人間としての尊厳であり、倫理的に考えるということは、よい看護実践とは何かを考えることなのです。倫理的問題には唯一の正解はなく、複雑で難しい問題も少なくありません。時に、答えが難しいことを理由に、考えることをあきらめたくなることもあるかもしれません。しかし、それは、患者に最善のケアを行うことに責任を負っている看護師にとって、責任を放棄することになるのです。これまで、自分は何を拠りどころとしていきてきたのか、人として看護師として、どんな自分を選んできたのか、そしてこれから先、どんな自分でいたのか、それを選ぶことができるのは自分だけなのです。

第7回 「忘れられない看護エピソード」入賞作品

忘れられない親子の姿　〜血のつながりってなんだろう〜

看護職部門　最優秀賞

福岡県　瀬上希代子　49歳

　長くNICU（新生児集中治療室）で看護師長として勤務してきた。その中で、忘れられない「親子の姿」がある。

　ある日、1人の赤ちゃんが入院してきた。Aちゃんは低体温で入院した。しかし、

もう1つの理由は「育児者がいない」というものだった。

　周りの赤ちゃんは両親が面会に来ている。看護師たちは、面会のないＡちゃんを抱っこしたり、目を合わせて話し掛けながら授乳するなど、できる限り愛情を注いでいた。

　担当看護師Ｙさんは、Ａちゃんの日記をつけていた。毎日少しずつ大きくなっていく体重、増えていくミルクの量をはじめ、看護師がどれだけＡちゃんをかわいいと思っているかをつづり、写真や手・足型を取って、日記に貼っていた。「大好きだよ」のメッセージと一緒に。

　3週間の入院で、Ａちゃんは乳児院へと退院し、その後のＡちゃんについての情報が病院に入ってくることはなかった。

　それから5年後。Ａちゃんの里親さんから「担当していた看護師に話を聞きたい」と連絡があった。Ｙさんは他部署へ異動していたが、連絡をとり、お会いする機会を持った。

　特別養子縁組をしてＢ家の長女となった、5歳の笑顔のかわいいＡちゃんは、お母さんと一緒に会いに来てくれた。お母さんはＡちゃんが物心つくころには事実を話していたこと、愛情深く育てていること、そして生まれてすぐに入院した病院で看護師たちにとてもかわいがってもらっていたことを、Ｙさんの日記を見せて話をした、と教えてくださった。

　「『愛されていた』ということの証となる日記を作ってくださってありがとうございます」とお礼を言っていただいた。

　NICUという環境の中で、時には血のつながりって何だろう、と考えることがある。Ａちゃんを取り巻いた色んな形の愛情からは、人と人とのつながりの奥深さと、愛情をもって接することの偉大さが感じられた。

　若い看護師であったＹさんも、今は一児の母である。とても愛情深い育児をしながら、看護師としてがんばっている。

（日本看護協会：心温まる感動的な看護エピソード（第7回「忘れられない看護エピソード」）. http://www.nurse.or.jp/up_pdf/20170508095922_f.pdf（accessed 2019-12-19)[6]）

2 言語化し、対話すること

　看護学生・看護師として生活しているなかで、「何か変だな」「これはおかしい」と感じた時に、まず必要なことはそれを言語化し、誰かに聞いてもらうことです。人は、倫理的・道徳的に「何か変だな」と感じたとしても、それを黙ったままにしているといつの間にか忘れてしまいます。そして、そのうちに当たり前のように思い、何も感じなくなり、無関心になってしまいます。看護は、一人ひとりの看護師の道徳観によって支えられているものですから、自分が考える「かくありたい」看護師になるためには言語化することが重要です。

　自分が納得できる看護をしたいと思ったら、一人ひとりが声に出し、あるべき看護の姿に近づけていけるよう仲間を増やしていくことが大切です。一人では困難なことも仲間がいれば乗り越えることもできます。そのためには、「私が考えたことはうまくいく」と心の奥底から願い、肯定的な自己のイメージをもつことが大切です。

3 「No」と「Yes」を言える勇気

　「No」と「Yes」という反対の言葉を適切な時に、適切な相手に言える勇気をもつことで、仕事のストレスは軽減するかもしれません。

①「No」と言える勇気をもとう

　人に「No」と言ったり、人から「No」と言われたりすることは、あまり気持ちのよいものではありません。しかし、看護師として倫理的行動をとろうとする場合、価値観の相違等から誰かと対立することも考えられます。その相手に「No」と言わなければ、人間関係に波風が立つことを防ぐことはできるかもしれませんが、その代償として、人間としてあるいは看護師として大切にしているものを失うことになるかもしれません。できるだけ、コミュニケーションをとりながら円滑な人間関係を築いていくことは大切ですが、自分の信念や倫

理観と照らして譲れないと思った時には、「No」と言う勇気をもつことも必要です。

　また、価値観の相違だけでなく、明らかに法的・倫理的に間違っていることを依頼されたり協力を求められたりする場合は、勇気をもってはっきり「No」と言いましょう。

②「Yes」と言える勇気をもとう

　看護師には、患者の尊厳と人間性を守るために「No」と言える勇気が必要ですが、その一方で、患者の個別的ニーズに応えるために、「Yes」と言える勇気をもつことも大切です。時間がない、人員が不足しているといったお決まりの理由で患者に「No」を繰り返していると、いつの間にかそれが習慣となって、情報を編集し、自分の頭で考えて解決可能な方法を考えるという創造的的な作業をすることを忘れてしまうことなります。看護師が免許をもつということは、卓越した知識や技術が求められます。しかし、そうした知識や技術を高めることなく、患者ニーズに応えることなく「No」を返していたら、誰が看護師の専門性を認めてくれるでしょうか。また、看護師自身も自分の何に誇りをもつことができるのでしょうか。ある患者が言いました。「看護師の免許は何

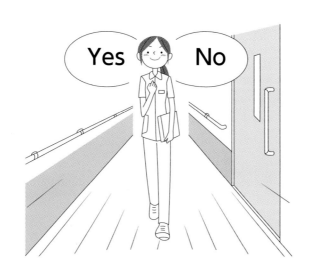

のためにあるのか。駄目、仕方がないと患者に言うだけのものなら、免許はいらないだろう」と。また、ある看護師は次のように言いました。「私はこれまで忙しいことを理由に患者のニーズに応えられずにいたと思ったけど、それは間違いで、自分はただ、Yesと言える方法を考えることをやめていたことに気づいた」と。看護師には、患者を理解する想像力とケアを創造する能力が必要であり、それらが身につくことで、「No」ではなく「Yes」と言えるようになるでしょう。

文 献

1) Ruth Johnston RN：Listen, Nurse. American Journal of Nursing, 71 (2)：303, 1971.
2) 葉祥明：詩画集 奇跡を起こす ふれあい言葉、日本標準、2008年
3) ジーン・ワトソン著、川野雅資、他訳：21世紀の看護論；ポストモダン看護とポストモダンを超えて、日本看護協会出版会、2005年、p.xvii
4) ミルトン・メイヤロフ著、田村真、他訳：ケアの本質、ゆみる出版、1987年、p.15.
5) アーネスティン・ウィーデンバック著、外口玉子、他訳：臨床看護の本質；患者援助の技術、現代社、1984年、p.15
6) 日本看護協会：心温まる感動的な看護エピソード(第7回「忘れられない看護エピソード」)
http://www.nurse.or.jp/up_pdf/20170508095922_f.pdf(accessed 2019-12-19)

索　引

著者紹介

宮脇美保子（みやわき・みほこ）

慶應義塾大学看護医療学部教授、博士（看護学）

文部省長期在外研究員として、米国でケアリング研究に従事。鳥取大学医学部保健学科、順天堂大学医療看護学部等を経て、2009年より現職。

■主な著書

『看護実践のための倫理と責任』（単著）中央法規出版、『身近な事例で学ぶケアマネジャーの倫理』（共著）中央法規出版、『看護師が辞めない職場環境づくり』（単著）中央法規出版、『シリーズ生命倫理学：14巻　看護倫理』（編著）丸善出版、『看護学概論』（編著）メヂカルフレンド社、『臨床看護総論』（編著）メヂカルフレンド社、『看護理論家の業績と理論評価』（共著）医学書院、『看護理論21の理解と実践への応用』（共著）南江堂、他多数。

■翻訳書

『ワトソン看護におけるケアリングの探究―手がかりとしての測定用具―』（共訳）日本看護協会出版会、『ケアリングとしての看護―新しい実践のためのモデル―』（共訳）ふくろう出版、『病院倫理入門―医療専門職のための臨床倫理テキスト―』（共訳）丸善出版

改訂
身近な事例で学ぶ看護倫理

2020年3月25日　初版第1刷発行
2021年12月25日　第2版第1刷発行

著　者　宮脇美保子
発行者　荘村明彦
発行所　中央法規出版株式会社
〒110-0016　東京都台東区台東3-29-1　中央法規ビル
TEL 03-6387-3196
https://www.chuohoki.co.jp/

印刷・製本　広研印刷株式会社
装丁・本文デザイン　クリエイティブセンター広研
編集協力　木野まり

ISBN978-4-8058-8118-7